Ilona Kröger

Abnehmen mit Klopfakupressur

Erfolgreich und dauerhaft

Weltbild

Besuchen Sie uns im Internet:
www.weltbild.de

Die Autorin

Ilona Kröger (Jahrgang 1967) studierte Erziehungswissenschaften mit dem Abschluss Diplom-Pädagogin und absolvierte anschließend Ausbildungen in Gestalttherapie und Kinesiologie. Später kamen noch hinzu: die Ausbildung zur Heilpraktikerin für Psychotherapie sowie Ausbildungszertifikate in zwei Richtungen der *Energy Psychology*®: Fred Gallos EdxTM (*Energy Diagnosis & Treatment Methods*) und Silvia Hartmanns *EmoTrance*.

Seit 1996 ist sie therapeutisch tätig. Ihre Arbeitsschwerpunkte: therapeutisches Reiten mit dem Schwerpunkt Psychotherapie, Reiten und Angst; Kinesiologie und Klopfakupressur zu den Themen Nichtrauchen, Abnehmen, Stressmanagement für Eltern und Erziehende; energetische Psychotherapie mit den Schwerpunkten Ängste / Phobien und Depression (Näheres unter www.klopf akupressur.de). Sie hat bisher zwei Bücher veröffentlicht: *Reiten im Einklang mit mir selbst* sowie *Mit Leichtigkeit zum Nichtraucher. Klopfakupressur für dauerhaften Erfolg.*

Weltbild Taschenbuch

Inhalt

Bevor Sie beginnen, dieses Buch zu lesen, füllen Sie bitte den folgenden Fragebogen aus. Er hilft Ihnen dabei, Ihre persönlichen Themen in Bezug auf das Abnehmen zu finden und deren Wichtigkeit für Sie einzuschätzen.

Im Verlauf des Buches können Sie dann immer wieder auf Ihre Antworten zurückgreifen, um die einzelnen Themen zu vertiefen.

Persönliche Abnehmbilanz

Die Antworten sind nur für Sie gedacht. Wichtig für die Arbeit mit diesem Buch ist es, dass Sie ehrliche Antworten geben.

1   Wie viel wiegen Sie im Moment? _____ kg
2   Wie viel möchten Sie abnehmen? _____ kg
3   Wie viel Stress bereitet Ihnen Ihr momentanes Gewicht? (Bewerten Sie den Stress auf einer Skala von 0 = »gar kein Stress« bis 10 = »absoluter Stress«)
4   Seit wann haben Sie dieses Gewicht? Wie dick waren Sie als Kind? Als Jugendlicher? Als junger Erwachsener?

_____

_____

_____

5   Welche Rolle spielt Ihre Herkunftsfamilie? Gibt es Essregeln oder Muster, die Sie übernommen haben?

_____

_____

_____

_____

_____

_____

6 Was ist schlimm an Ihrem Gewicht? Was belastet Sie am meisten daran?

_____

_____

_____

7 Was ist das Gute an Ihrem Gewicht? Wobei hilft es Ihnen? Wovor schützt es Sie?

_____

_____

_____

_____

8 Was bedeutet Essen für Sie?

_____

_____

_____

_____

9 Haben Sie schon Diäten durchgeführt? Haben Sie schon einmal deutlich abgenommen? Mit welcher Abnehmmethode waren Sie erfolgreich?

_____

_____

_____

10 Welche Probleme könnten aufkommen, wenn Sie sich dafür entscheiden, abzunehmen? Was könnte Sie davon abhalten, Ihr Vorhaben auch wirklich durchzuführen?

_____

_____

_____

_____

11 Gibt es Nahrungsmittel, auf die Sie Heißhunger haben? Wenn ja, welche?

_____

_____

12 Wie viel Stress bereitet Ihnen der Gedanke ans Abnehmen? (Von 0 = »gar kein Stress« bis 10 = »absoluter Stress«)

_____

13 Wie entschlossen sind Sie abzunehmen (0–10)?

_____

14 Wie fest glauben Sie daran, dass Sie es schaffen können (0–10)?

_____

_____

1. Einleitung

Wie kam es zu diesem Buch?

Ich war nie ein dünner Mensch. Als Kind wurde ich öfters ausgelacht; ich war nie besonders sportlich, als Jugendliche eher schüchtern, mit Diätversuchen teilweise erfolgreich – oder auch nicht. Als junge Erwachsene konnte ich mein Gewicht halten und fühlte mich wohl dabei. Doch dann hatte ich einen schweren Reitunfall. Ich konnte mich monatelang nicht bewegen und nahm sehr stark zu. Damals hatte ich keine Waage, also war es ein richtiggehender Schock für mich, als ich eines Tages mein Spiegelbild in einem Schaufenster erblickte und feststellen musste: »Ich bin dick.«

Ich ging als Erstes in die Buchhandlung, um zu sehen, welche Neuigkeiten es seit meinen letzten Diätversuchen auf dem Markt gab. Doch als ich die Massen an Diätbüchern sah, war ich fassungslos. Es war unglaublich. Ich suchte mir für die unterschiedlichsten Ansätze Bücher heraus und nahm sie mit. Und las. Und las. Und las. Und ich kam zu dem Schluss, dass Diäten nicht der richtige Weg sein können. Denn der eine Experte behauptet dies, der andere aber vertritt genauso schlüssig und nachvollziehbar jenes: Es gibt beispielsweise Diäten, die auf Fett völlig verzichten. Sie haben eine große Anhängerschaft. Andererseits gibt es Diäten, bei denen man nur Fett und Eiweiß zu sich nehmen soll, und diese sind genauso erfolgreich.

Ich bin zwar durch mein Studium gewohnt, unterschiedliche Ansätze zu verstehen, abzuwägen und zu einem eigenen Standpunkt zu kommen. Doch bei diesem Thema habe ich schlicht kapituliert. Über Diäten, schloss ich, nehmen wir nicht dauerhaft ab; die Experten sind sich fast alle darüber einig, dass nur eine dauerhafte Ernährungsumstellung zum Erfolg führt.

Da ich ohnehin keine Lust mehr auf eine Diätenquälerei wie in meiner Jugend hatte, wollte ich mein therapeutisches und energetisches Wissen nutzen, um mir damit das Abnehmen zu erleichtern. Auf diese Weise habe ich angefangen, mit mir selbst zu arbeiten und die unterschiedlichsten Methoden auszuprobieren. Ich wollte herausfinden, was genau es mir eigentlich so schwer macht, abzunehmen. In der Auseinandersetzung mit meiner persönlichen Abnehmgeschichte wurde mir vieles bewusst. Denn zum Thema Abnehmen gehört mehr als das bloße Zählen von Kalorien. Ich wollte verstehen, was in mir vor sich geht, auf der physiologischen und auf der energetischen Ebene, besonders aber auf der seelischen Ebene. Erst als ich begann, diese drei Ebenen kennenzulernen, konnte ich mir Strategien fürs Abnehmen überlegen. Und sie funktionierten!!! Ich weiß es noch wie heute, als die erste Freundin mich fragte: »Sag mal, Ilona, hast du eigentlich abgenommen?« Können Sie sich vorstellen, *wie stolz ich war*?

Als immer offensichtlicher wurde, dass ich abnehme, kamen viele zu mir, die wissen wollten, wie ich das geschafft hatte. Mir war davor nicht bewusst, wie viele Menschen sich mit ihrem Gewicht unwohl fühlen und sehr gern abnehmen wollen, es aber einfach nicht schaffen. Ich wendete meine Strategien auch bei ihnen an und beobachtete, welche erfolgreich waren und welche nicht. Ich fand Gemeinsamkeiten, aber auch Unterschiede in Bezug auf die individuellen Schwierigkeiten, die diese Menschen hatten. Daraus entwickelte ich das Konzept, das ich Ihnen in diesem Buch vorstellen möchte.

Was erwartet Sie in diesem Buch?

Dieses Buch lebt davon, dass Sie mitmachen! Nehmen Sie sich die Zeit, sich eingehend mit dem Thema Abnehmen und Gewicht auseinanderzusetzen. Denn es ist nicht damit getan, »nur mal eben« eine Diät zu machen. Es gibt rund um Ihr Gewicht so viel zu entdecken und zu erfahren – lassen Sie sich mitnehmen auf eine Reise zu sich selbst!

Zu Beginn des Buches möchte ich Sie auf das Thema Abnehmen und Gewicht einstimmen. Dazu ist es besonders wichtig, sich klarzumachen, dass es nicht genügt, die tägliche Kalorienmenge zu reduzieren oder eine Zeit lang weniger zu essen, wenn wir abnehmen wollen. Das funktioniert einfach nicht! (Wahrscheinlich haben Sie diese Erfahrung auch schon gemacht.) Zum Thema Abnehmen gehört viel mehr: Denn Essen hat in unserem Leben oft eine eigenständige Funktion eingenommen, die wir erkennen und durch andere Methoden ersetzen müssen.

Gleich in mehreren Kapiteln werden Ihnen Anregungen gegeben und Fragen gestellt, damit Sie herausfinden können, welche Funktion das Essen für Sie persönlich hat. Es ist zwar wichtig zu wissen, was wir essen sollten (Tipps und Vorschläge dazu finden Sie in Kapitel 6), fast noch wichtiger aber ist es, zu erkennen, wie und wozu wir essen. Wenn wir erfolgreich abnehmen möchten, bedeutet das also auch eine Auseinandersetzung mit dem eigenen Leben und der eigenen Biografie. Unser Gewicht und die Art, wie es gewachsen ist, hat eine Bedeutung für uns. Dies alles können wir nicht einfach ignorieren. Wenn wir abnehmen wollen, werden wir uns mit uns selbst beschäftigen, unsere Ernährungsmuster und unsere Fallstricke erkennen und dabei immer auch unser Verhalten und unsere Lebensweise ändern.

Der Unterschied dieses Buches zu herkömmlichen Diäten und Ernährungsvorschlägen besteht darin, dass beim Abnehmen auch das körpereigene Energiesystem einbezogen wird. Schon vor mehr als fünftausend Jahren arbeiteten chinesische Ärzte mit einer feinstofflichen Lebensenergie, die im Körper der Menschen fließt. (Was diese Energie ist und welche Auswirkungen sie auf das Abnehmen hat, erkläre ich Ihnen im zweiten Kapitel ausführlicher.) Nur wenn diese Lebensenergie im Fluss ist, können die Menschen gesund sein. Es gibt jedoch einen Zustand der Lebensenergie, der das Abnehmen unmöglich macht und immer wieder dafür sorgt, dass wir all unsere Bemühungen selbst sabotieren, ohne es zu wollen.

Kennen Sie das? Eine Diät oder Ernährungsumstellung nicht durchzuhalten, obwohl Sie anfangs sehr motiviert waren? Irgendwann doch wieder »schwach« zu werden? Auf einen Schlag all die Pfunde wieder zuzunehmen, die Sie sich vorher mühsam »abgehungert« hatten? Dass Sie irgendwann *mehr* wiegen als *vor* dem Versuch abzunehmen?

Diesen Zustand der Lebensenergie können Sie ganz

einfach korrigieren, damit es Ihnen leichtfällt, Ihre Ernährung umzustellen und abzunehmen.

Wie können Sie mit diesem Buch arbeiten?

Ich schlage Ihnen vor, als Erstes den Fragebogen auf S. 11–13 auszufüllen. Er dient als Bestandsaufnahme für den Moment, aber auch als Grundlage für die Anleitungen zum Abnehmen. Danach empfiehlt es sich, dieses Buch einmal vollständig durchzulesen. Legen Sie sich dafür Zettel und Stift bereit! In vielen Kapiteln werden Fragen oder kleine Aufgaben gestellt, die Ihnen helfen, Ihre Bestandsaufnahme zum Thema Gewicht und Abnehmen detailliert darzustellen. Anhand dessen können Sie leichter die für Sie richtigen und wichtigen Anleitungen herausfinden. Außerdem haben Sie eine Kontrolle darüber, ob sich im Laufe der Zeit für Sie an den Themen etwas ändert.

Wenn Sie dieses Buch »durchgearbeitet« haben, dann haben Sie viele Informationen über sich selbst und Ihr Essverhalten gewonnen. In den Praxisanleitungen zur Klopfakupressur im zehnten Kapitel finden Sie dann Hilfe zu den einzelnen Themen. Mithilfe der Klopfakupressur wird es Ihnen sehr viel leichter fallen, Ihre alten Essgewohnheiten abzulegen und dadurch eine individuelle Ernährungsumstellung durchzuhalten. Sie können damit Stress und vor allem Heißhunger balancieren. Außerdem bieten die Anleitungen eine effektive Möglichkeit, mit Frust und negativen Gefühlen anders umzugehen, als zum Essen zu greifen. Darüber hinaus können Sie Ihr

Energiesystem stabilisieren und dadurch stärker und belastbarer werden.

Wo wollen wir hin?

Welche Rolle sollte die Ernährung für uns spielen? Genug zu essen zu haben ist ein Grundbedürfnis des Menschen. Zeiten des Hungerns waren und sind eine prägende Erfahrung im Leben eines jeden. Doch seit jeher reduziert sich Essen nicht nur auf den Vorgang der Nahrungsaufnahme. Essen bedeutet viel mehr: Geselligkeit, Überfluss, Gastfreundschaft und nicht zuletzt Genuss gehören dazu. Es kann Trost und Lebenshilfe sein, Zuwendung und Belohnung bedeuten. Und dieses, was das Essen mehr ist als reine Nahrungsaufnahme, gilt es immer zu beachten.

Essen müssen wir. Unser Körper braucht Fette, Eiweiße, Kohlenhydrate, Vitamine, Mineralien, Spurenelemente und mehr. Je besser, das heißt je ausgewogener unsere Nahrung ist, desto besser kann unser Körper, der so etwas wie eine Verbrennungsmaschine ist, funktionieren. Selbst der robusteste und gesündeste Körper kann nicht funktionieren, sprich gesund bleiben, wenn er nicht den »Treibstoff« bekommt, den er braucht. Es ist genau wie bei einem Auto: Auch ein hervorragendes Auto kann nicht fahren, wenn es Diesel braucht, wir aber Benzin tanken. Das hält das beste Auto nicht aus. Wenn also »gar nichts mehr geht«, liegt es meist nicht am Auto, sondern am falschen Brennstoff.

Ganz ähnlich ist das bei uns Menschen: Die Nahrung hat einen großen Einfluss auf unsere Gesundheit und damit auf unser Wohlbefinden. Doch wie oft füllen wir unseren Körper mit dem falschen Brennstoff und wundern uns dann, warum wir müde, ausgelaugt oder krank sind. Manchmal wissen wir sogar, dass dies alles an der falschen Ernährung liegt – und können trotzdem nicht anders. Gäbe es eine Medizin, die uns gesund und fit machte, so würden wir sie sofort einnehmen und vermutlich sogar noch viel Geld dafür ausgeben. Warum legen wir dann nicht genauso viel Wert auf unsere Nahrung?

Andererseits stellt sich die Frage: Wie können wir uns in der Hektik des Alltags überhaupt ausgewogen ernähren? Wie sollen wir es schaffen, neben all den Anforderungen des Lebens noch einzukaufen, zu kochen, uns über eine gute Ernährung zu informieren? Was heißt überhaupt »gute Ernährung«?

Aus dieser kurzen Einleitung ist ersichtlich, dass Essen ein sehr komplexes Thema ist, in das viele Aspekte hineinspielen. Mit Kalorienzählen alleine ist es nicht getan: Wir wollen essen, wenn wir Hunger haben. Wir benötigen eine Nahrung, die einen optimalen »Treibstoff« für unseren Körper darstellt. Darüber hinaus soll sie uns schmecken, wir wollen sie genießen. Außerdem essen wir gerne in Gesellschaft anderer Menschen. Das sind die grundlegenden Funktionen des Essens.

Für viele Menschen jedoch bedeutet Essen aber noch weitaus mehr: Dieses »Mehr« hat die Funktion von Trost und Belohnung. Es bewirkt, dass wir uns besser fühlen; es hilft uns, das Leben zu ordnen oder sogar zu ertragen. Manchmal sind wir sogar süchtig nach bestimmten Nahrungsmitteln. Wir glauben, ohne sie nicht leben zu können. Und weil diesem »Mehr«, das Nahrung und Essen für uns bedeuten, in den wenigsten Diäten Rechnung getragen wird, helfen sie nur kurzzeitig oder überhaupt nicht. Denn sie versäumen es, uns einen anderen Umgang mit Nahrung zu lehren. Wenn es so einfach wäre, mithilfe einer Diät abzunehmen, dann müssten wir lediglich eine Zeit lang weniger Kalorien zu uns nehmen – und wären alle schlank.

Doch worin besteht der Unterschied zwischen »schlanken« und »dicken« Menschen? (Zu dem Thema: »Was heißt eigentlich dick und schlank?« später mehr in Kapitel 3.) Eine Grundthese dieses Buches lautet: Dicke Menschen essen aus anderen Gründen als schlanke Menschen. Essen hat für sie eine ganz besondere Funktion, die diesem »Mehr« entspricht, das oben geschildert wurde. Ziel dieses Buches ist es, Ihnen bei Ihrer ganz persönlichen Auseinandersetzung mit dem Thema Essen und Gewicht beizustehen, Ihnen eine Idee zu vermitteln, welche Funktion dieses »Mehr« in Ihrem Leben hat, aber auch, wie Sie diese auf eine befriedigendere Art erfüllen können.

Dieses Buch ist also keine neue Diät, es geht nicht primär um das, was wir essen, sondern um das *Wie* und *Wozu*. Außerdem bietet es praktische Anleitungen, mit unseren individuellen Themen rund um Gewicht, Abnehmen und Essen umzugehen, damit wir zu folgendem Umgang mit Essen gelangen können:

- Essen, was uns ernährt.
- Essen, was uns schmeckt.
- Mit Bewusstsein genießen, was wir essen.
- Essen, wenn wir Hunger haben.

- Aufhören zu essen, wenn wir satt sind.
- Nicht essen, wenn wir keinen Appetit oder keinen Hunger haben.
- Lernen, unsere Bedürfnisse anders wahrzunehmen und zu befriedigen als durch Essen.
- Wenn wir trotzdem wieder aus Frust, Wut, Trauer, Hilflosigkeit, zur Belohnung usw. essen wollen, haben wir dank der Klopfakupressur eine andere Methode gelernt, mit all dem umzugehen.
- Wenn wir weniger essen, können wir hochwertige Nahrungsmittel zu uns nehmen und trotzdem unsere Lieblingsspeisen essen.
- Wenn wir jederzeit das essen, worauf wir Appetit haben, brauchen wir nicht auf Vorrat zu essen oder einen Ersatz dafür zu uns zu nehmen, der uns nicht befriedigt.
- Wenn wir wissen, wir können jederzeit wieder essen, essen wir nur das, was wir im Moment wirklich brauchen.

Wenn es doch nur so einfach wäre ...

Viele Menschen glauben, sie müssten (einfach) nur weniger Kalorien zu sich nehmen, um an Gewicht zu verlieren: Vielleicht mehr Obst und Gemüse, dafür weniger Schokolade essen und weniger Cola oder Bier trinken. Vielleicht würde es auch helfen, weniger Kekse zu naschen und bei Kuchen dankend abzulehnen. Oder den eigenen Teller nur halb voll zu füllen und davon wiederum nur die Hälfte zu essen. Manche schwören auf eine bestimmte

Diät, die sie in regelmäßigen Abständen wiederholen, und stellen sich vor, danach (einfach) wieder so wie davor weiterzuessen. Wenn das so einfach wäre, wären wir alle schlank. Was ist es also, was uns das Abnehmen so schwer macht? Oder uns davon abhält, nach einer Diät das Gewicht zu halten?

Haben Sie schon einmal festgestellt, dass man sich während einer Diät ausführlich damit beschäftigt, was man alles nicht essen darf? Teilen Sie – wie viele andere Menschen auch – Ihre Lebensmittel in verbotene und erlaubte ein? Aber auch von einigen »erlaubten« Lebensmitteln kann man zunehmen, und manche »verbotene« Lebensmittel sind für eine ausgewogene Ernährung trotzdem wichtig. Wie viel Sinn macht also diese Einteilung?

Werden Sie öfters »schwach«, wenn Sie ein leckeres Essen oder ein verlockendes Büfett sehen, und kritisieren sich dann hinterher dafür? Bedeutet Essen beziehungsweise Nichtessen Stress für Sie? Wie oft am Tag denken Sie ans Essen, oder besser gesagt ans Nichtessen, wie viel Raum nimmt es in Ihrem Leben ein? Können Sie dabei ein natürliches und »gesundes« Verhältnis zum Essen entwickeln?

Diäten verursachen Stress! Die Medien mit ihrem Schlankheitsideal lösen noch mehr Stress aus, und wenn man sich mit seinem Gewicht nicht mehr akzeptieren kann und selbst verurteilt, verstärkt das den Stress zusätzlich. Und was hilft bei Stress? Essen! Damit ist der Teufelskreis vorprogrammiert.

Ich möchte mit Ihnen den Weg gehen, sich dieses Teufelskreises bewusst zu werden (wahrscheinlich kennen

Sie ihn schon!) und dann nach Methoden und Möglichkeiten zu suchen, wieder hinauszukommen. Doch das geht nicht an einem Tag und auch nicht an einem Wochenende. Seien Sie also behutsam mit sich.

Wir müssen uns selbst mit unserem Essverhalten kennenlernen, um die Ursache für unser Gewicht herauszufinden. Vielleicht essen wir aus Gründen, aus denen andere Menschen nicht essen würden? Vielleicht hilft uns unser Gewicht und beschützt uns vor etwas? Solange das Essen oder unser Gewicht eine Funktion für uns haben, wird sich nichts ändern – selbst wenn wir uns noch so sehr anstrengen. Erst wenn wir diese Funktion auf andere Weise füllen, brauchen wir das Essen oder unser Gewicht nicht mehr.

Um nochmals auf das Bild des Autos zurückzukommen: Wenn die Warnlampe für das Öl blinkt, würden Sie diese auch nicht kurzerhand ausbauen, sondern die Ursache, sprich: den Ölmangel, beseitigen. Das Blinken der Warnlampe ist nur das Symptom, die Ursache des Blinkens liegt dagegen woanders. Wenn Sie also nicht abnehmen können, liegt es nicht daran, dass mit Ihnen etwas nicht stimmt, dass Sie willensschwach sind oder einfach »zu dumm«. Sie brauchen sich nicht als Versager zu fühlen. Es liegt an der Methode der Diät an sich.

Worum geht es?

Viele Menschen glauben, dass sie nur genügend Willenskraft aufbringen müssten, um abnehmen zu können und der Versuchung beim Essen zu widerstehen. Vielleicht haben auch Sie schon einmal probiert, mit einer Diät abzunehmen. Wenn es funktioniert hat – wunderbar. Die Erfahrung zeigt aber, dass Diäten ohne Erfolg bleiben, manchmal (meistens?) wiegt man nach der Diät sogar mehr als zuvor. Doch die Medien suggerieren uns immer wieder aufs Neue, dass wir nur eine bestimmte Diät einhalten müssten, um mit Erfolg abzunehmen. Damit wird ein riesiger Umsatz erzielt. Wenn es jedoch eine wirksame Diät gäbe, wüssten wir es alle.

Wie kommt es, dass die moderne Gesellschaft mit all ihrem Wissen über Ernährung, mit dem riesigen Nahrungsangebot und dem rasanten medizinischen Fortschritt das Problem des Übergewichts nicht in den Griff bekommt? Wie kommt es, dass sich Millionen von Menschen mit ihren Pfunden plagen, neue Diäten ausprobieren und irgendwann frustriert aufgeben, sich schuldig und als Versager fühlen? Wie kommt es, dass nun auch immer mehr Kinder übergewichtig werden und schon in ihrem Alter den Teufelskreis von Diät und Gewichtszunahme kennen?

Was macht es uns so schwer, unser Wunschgewicht zu erreichen? Wir fühlen uns, als ob wir gar nicht abnehmen dürften, als ob der Körper sich weigerte, auch nur ein einziges Kilo loszulassen, das er erhalten hat. Zwar war es für die Menschen der Urzeit überlebenswichtig, dass der Körper schnell Fett einlagern konnte für die nächste Hungersnot. Für uns heutige Menschen dagegen fühlt es sich so an, als ob es eine unbewusste Grenze des Gewichts gäbe, die zu unterschreiten sich der Körper einfach weigert.

In meiner Praxis habe ich mit einer jungen Frau gearbeitet, die mit großem Erfolg an einem Diätprogramm teilgenommen hatte – bis zu einem bestimmten Gewicht. Ab einem gewissen Punkt funktionierte es einfach nicht mehr. Sie konnte das Programm nicht fortführen, war resigniert, frustriert und gab an diesem Punkt auf. Sie konnte beim besten Willen nicht weiter abnehmen. Wie es dazu kam, möchte ich im Folgenden erklären. Dazu muss ich ein wenig ausholen.

WICHTIG

Wir haben eine Lebensenergie, die in unserem Körper fließt und unser Verhalten und unser Wohlergehen bestimmt.
Wenn wir dauerhaft abnehmen wollen, müssen wir dies im Einklang mit uns selbst, mit unserem Energiesystem tun.

2. Energiearbeit – ein neuer Ansatz stellt sich vor

Schon vor fünftausend Jahren entdeckten chinesische Ärzte, dass jeder Mensch eine feinstoffliche Lebensenergie hat. Diese Lebensenergie nannten sie »Chi«. Sie beeinflusst unsere Gesundheit und unser Wohlbefinden. Chinesische Ärzte wurden damals erst dann bezahlt, wenn ihre Patienten gesund waren. Die Sicherung der Gesundheit und vor allem die Stärkung der körpereigenen Selbstheilungskräfte war daher das oberste Ziel.

Die Lebensenergie fließt in Bahnen, in Energiekanälen, den sogenannten Meridianen. Jeder der Meridiane ist einem bestimmten Organ zugeordnet: Es gibt beispielsweise einen Magenmeridian, einen Lungen-, einen Lebermeridian usw. Die Meridiane überziehen unseren gesamten Körper, sie sind miteinander verbunden, und die Energie fließt von einem Meridian in den nächsten, in einer bestimmten Reihenfolge.

Entlang dieser Meridiane gibt es Punkte auf dem Körper, an denen der jeweilige Meridian an die Körperoberfläche kommt oder, um es anders auszudrücken, an denen sich die Energie verdichtet. An diesen sogenannten Meridianpunkten haben wir die Möglichkeit, auf den Fluss der Energie einzuwirken, indem wir sie durch Nadeln, aber auch durch Massieren oder Klopfen stimulieren. Wir können durch eine solche Stimulation der Meridianpunkte den Energiefluss des jeweiligen Meridians anregen, Energie abfließen lassen oder Blockaden lösen, die den natürlichen Energiefluss behindern.

Die Methode der Klopfakupressur arbeitet, wie der Name schon sagt, mit dem Klopfen von Meridianpunkten. Wenn also im Folgenden vom Klopfen die Rede ist, ist dies so einfach, wie es klingt. Geklopft wird mit den Fingerkuppen auf ausgewählten Punkten der jeweiligen Meridiane. Das Klopfen bringt Energie in den Meridian, und dadurch werden Störungen balanciert.

Die Grundlage der traditionellen chinesischen Medizin ist also folgende: Solange die Energie ausgewogen fließt, ist der Mensch an Körper und Seele gesund. Wenn es allerdings zu einer Störung im Energiesystem kommt, zeigen sich Symptome, die darauf hinweisen, dass etwas nicht stimmt. Eine solche Störung kann aus den unterschiedlichsten Gründen auftreten. Sie äußert sich jedoch immer darin, dass in den Meridianen entweder zu viel oder zu wenig Energie fließt.

Die Symptome können sich auf der körperlichen und auf der seelischen Ebene zeigen. Auf der körperlichen Ebene treten Krankheiten, Schmerzen und Unwohlsein auf. Auf der seelischen Ebene kommt es zu Ängsten, Depressionen, Sorgen, Kummer, Wut oder Ähnlichem. Auch Sucht mit all ihren Abstufungen ist das seelische Symptom einer Energiestörung. Wenn wir also beispielsweise wiederholt ein unstillbares Verlangen nach Schokolade haben, ist dies ein Zeichen dafür, dass unser Energiesystem gestört ist.

Auch wenn wir essen, weil wir traurig oder wütend sind, weil wir uns einsam fühlen, uns belohnen möchten oder Langeweile haben, liegt eine Störung in unserem Energiesystem vor. Diese sogenannten »negativen« Emotionen sind Alarmsignale dafür, dass etwas nicht stimmt.

Selbst wenn uns Essen für eine Weile davon ablenken kann, ist doch die Ursache der Emotionen, also die Störung in unserem Energiesystem, nicht beseitigt. Wir können also noch so viel essen – es hilft uns im Grunde nicht weiter. Hilfreicher ist es, an der Ursache dieser Emotionen zu arbeiten, sprich: das Energiesystem wieder auszubalancieren.

Ob diese Lebensenergie nachweisbar ist, wird zurzeit von der westlichen Wissenschaft untersucht. Es gibt Forschungsergebnisse, wonach man durch das Messen des Hautwiderstandes den Verlauf der Lebensenergie sichtbar machen kann. (Mehr Informationen dazu in: Gallo, Fred P.: *Energetische Psychologie*, Kirchzarten: VAK, 2000, S. 63 ff.)

WICHTIG

Gehen wir für dieses Buch einmal davon aus, dass diese Lebensenergie in den Meridianen fließt und dass wir einen Einfluss auf sie haben.

Wie arbeitet die *Energy Psychology*®?

Es gibt die unterschiedlichsten Erklärungsmodelle dafür, wie es zu seelischen Problemen und psychischen Krankheiten kommt.

Einige Schulen machen die Kindheit verantwortlich, andere suchen den Grund im gegenwärtigen Lebenssystem, wieder andere sehen die Ursache in chemischen Vorgängen im Körper.

Viele Therapieansätze haben eines gemeinsam: Sie gehen davon aus, dass bestimmte Erinnerungen und Ereignisse negative Gefühle in uns hervorrufen. Ihre Grundannahme lautet: Wir haben früher etwas Schlimmes erlebt, oder in unserem jetzigen Leben ist etwas nicht in Ordnung, und deshalb geht es uns schlecht.

Energetisch arbeitende Therapien machen noch einen Zwischenschritt: Wir haben etwas Schlimmes erlebt, was eine Störung in unserem Energiesystem verursacht hat, und *wegen dieser Störung* geht es uns schlecht.

Oder: In unserem jetzigen Leben ist etwas nicht in Ordnung, was eine Störung im Energiesystem bewirkt, und *aufgrund dieser Störung* im Energiefluss geht es uns schlecht.

Die negative Emotion wird nicht von der Erinnerung oder von unseren Schwierigkeiten im jetzigen Leben hervorgerufen, sondern *von dem gestörten Energiesystem.* Wenn wir das Energiesystem wieder ausbalancieren, lösen sich die Emotionen auf, und wir fühlen uns besser, da die Ursache beseitigt ist. Wir können zwar nichts mehr an der Erinnerung ändern oder an den Problemen, die wir zurzeit haben, aber sie belasten uns nicht mehr. Diese Therapieformen, die mit dem menschlichen Energiesystem arbeiten, werden unter dem Namen *Energy Psychology®* zusammengefasst.

TIPP

Ursache aller negativen Emotionen ist eine Störung im körpereigenen Energiesystem. Diese Ursache können wir beheben, indem wir die Energie wieder zum Fließen bringen!

Wie alles begann ...

Der Begründer einer Methode, die sich Kinesiologie nennt, war ein amerikanischer Chiropraktiker namens George Goodheart. Immer wieder bemerkte er bei seinen Patienten, dass ihre Muskeln keine gleichbleibende Spannung hatten, sondern dass sich Unterschiede zeigten: Die Muskelspannung war an einem Tag stärker, am anderen schwächer. Die Ursache dieses Phänomens fand er, als er die Patienten fragte, wie es ihnen an dem jeweiligen Tag ging. Er stellte fest, dass die Spannung bestimmter Muskeln (der sogenannten Indikatormuskeln) stark war, wenn es den Patienten gut ging, und schwächer, wenn sie Stress hatten, es ihnen nicht gut ging oder sie Schmerzen hatten. Daraus zog er den Umkehrschluss, dass man durch das Testen der Muskelspannung etwas darüber erfahren konnte, wie es den Patienten ging, ob sie Stress hatten oder ausgeglichen waren. Ausgehend von dieser Beobachtung entwickelte er Anfang der Sechzigerjahre des 20. Jahrhunderts die Methode des kinesiologischen Muskeltestes. Das Wort Kinesiologie wurde aus den beiden griechischen Wörtern *kínesis* = Bewegung und *lógos* = Lehre gebildet. Die Kinesiologie stellt eine Möglichkeit dar, etwas über den energetischen Zustand eines Menschen zu erfahren und diesen Zustand bei Bedarf auszugleichen, zu balancieren.

Der amerikanische Psychologe Roger J. Callahan begann sich 1979 für Kinesiologie zu interessieren und machte die entsprechende Ausbildung. Damals arbeitete er noch mit den »normalen« psychotherapeutischen Methoden. Er war sehr enttäuscht darüber, dass er seinen

Patienten nur wenig oder gar nicht helfen konnte und suchte nach neuen Wegen in der Psychotherapie.

Sein erster Fall, bei dem er den kinesiologischen Muskeltest verwendete, war eine Patientin mit Wasserphobie namens Mary. Sie litt schon lange unter dieser Wasserphobie, und Callahan versuchte zunächst, ihr mit den »normalen« psychotherapeutischen Verfahren zu helfen – ohne Erfolg. Da beschloss er, den Muskeltest aus der Kinesiologie anzuwenden. Er ließ sie an Wasser denken, während er verschiedene Muskeln testete, die mit bestimmten Meridianen im Zusammenhang standen. Dabei fand er heraus, dass lediglich ihr Magenmeridian nicht im Gleichgewicht war. Deswegen forderte er sie auf, den ersten Punkt auf dem Magenmeridian (den Punkt JB = Jochbein, unter dem Auge) zu klopfen. Schon nach einer Minute berichtete die Klientin, dass ihr Problem gelöst sei: Sie fühle überhaupt kein Unbehagen mehr, wenn sie an Wasser denke. Sie konnte sogar an den Swimmingpool gehen und sich Wasser ins Gesicht spritzen.

Die Entdeckung der psychischen Umkehrung

Das war der Auftakt der Arbeit, mit der Callahan vielen Klienten helfen konnte. Bald fand er heraus, dass bei unterschiedlichen Menschen unterschiedliche Punkte geklopft werden mussten, bei manchen sogar eine bestimmte Sequenz von Punkten oder eine bestimmte Reihenfolge. Aber auch auf diese Weise konnte er nur einem Teil seiner Patienten helfen; bei den anderen fehlte noch etwas. Dieses »Etwas« entdeckte er bei einer Patientin, die seit Jahren erfolglos abzunehmen versuchte. Er forderte sie auf, sich vorzustellen, sie wäre so schlank, wie sie es sich wünschte. Zu seinem größten Erstaunen gab der Testmuskel beim Testen nach – sie empfand bei diesem Gedanken also Stress. Nun sollte sie sich vorstellen, sie würde noch dicker werden: Der Testmuskel hielt dem Testdruck stand. Es schien tatsächlich so, als würde die Vorstellung, sie könne ihr Wunschgewicht erreichen, bei ihr Stress verursachen, während das Gegenteil keinen Stress auslöste. All ihre Versuche, ihr Gewichtsproblem zu lösen, liefen in die falsche Richtung, und je mehr sie sich anstrengte, desto weniger gelang es ihr. Die Energie lief in die falsche Richtung, sie war »umgekehrt«. Callahan bezeichnete dieses Phänomen deshalb als eine »psychische Umkehrung«. Er stellte dann auch bei anderen Patienten fest, dass er keine therapeutischen Erfolge erzielen konnte, wenn sie sich in diesem Zustand befanden. Erst wenn die Umkehrung behoben worden war, griff seine Therapie. Diese Entdeckung der psychischen Umkehrung steigerte seine Erfolgsquote auf mehr als 95 Prozent.

Dieses Phänomen war auch bei der jungen Frau zu beobachten, von der ich im vorigen Kapitel berichtet habe. Als ich sie kinesiologisch testete, zeigte sich, dass ihr Testmuskel bei der Vorstellung, sie könne ihr Wunschgewicht erreichen, nachgab, während er hielt, als sie sich vorstellte, sie würde weiter zunehmen. Das heißt: *Energetisch gesehen konnte sie tatsächlich nicht abnehmen.* Denn unser Verhalten bewegt sich immer in die Richtung, die stressfrei ist, und weg von der Richtung, die stressbesetzt ist. Sie hatte also eine psychische Umkehrung in Bezug auf das Abnehmen. Und interessanterweise gab ihr Muskel bei genau dem Gewicht nach, bei dem sie während der letzten Diät »hängen geblieben« war. Das heißt, sie hatte zwar keine Umkehrung darauf, ein paar Kilo abzunehmen, aber bei einem bestimmten Gewicht war die energetische Grenze erreicht.

Bei einer anderen Frau war selbst das Gewicht, das sie damals hatte, noch stressbesetzt. Das heißt, obwohl sie schon sehr übergewichtig war, musste sie mehr essen, um weiter zuzunehmen. Dieses »verrückte« Verhalten zeigt, wie machtvoll eine Umkehrung wirken kann.

WICHTIG

Alle Menschen, die mit Problemen mit dem Abnehmen zu mir kamen, hatten eine psychische Umkehrung in Bezug auf die Vorstellung, ihr Wunschgewicht zu erreichen.

Diese psychische Umkehrung können wir leicht »nochmals umkehren« und damit korrigieren. Wir nutzen hierzu bestimmte Affirmationen, das sind positive Glaubenssätze, in Verbindung mit dem Klopfen eines Meridianpunktes. (Genaueres dazu später in Kapitel 8.) Wichtig ist, *dass* wir diese psychische Umkehrung in jedem Fall korrigieren!

WICHTIG

Wir müssen *mit* unserem und nicht *gegen* unser Energiesystem arbeiten, um erfolgreich abzunehmen.

Callahans Ansatz wurde in der Zwischenzeit gründlich erforscht und weiterentwickelt. Gerade in den USA gab und gibt es eine Vielzahl von Psychotherapieforschern. Unter anderem beschäftigt sie das Schicksal von Kriegsveteranen, die unter den Nachwirkungen ihrer Erlebnisse noch sehr lange, teilweise Jahrzehnte lang leiden. In der Arbeit mit ihnen hat sich die Methode der *Energy Psychology*® als sehr effektiv und hilfreich erwiesen. (Für professionelle Therapeuten und Interessierte: Vergleiche dazu den Videokurs *EFT (Part 1)* von Gary Craig, der 1994 von der *Veterans Administration* in Los Angeles eingeladen wurde, mit Kriegsveteranen aus Vietnam zu arbeiten. Siehe auch: Gallo, Fred P.: *Energetische Psychologie*, Kirchzarten: VAK, 2000, S. 163 ff. und S. 287 ff. sowie Gallo, Fred P.: *Handbuch der Energetischen Psychotherapie*, Kirchzarten: VAK, 2002, S. 21 ff.)

Ausgehend von Callahans Arbeit haben sich mehrere Richtungen der *Energy Psychology*® entwickelt. Ein amerikanischer Ingenieur namens Gary H. Craig hatte sich das Ziel gesetzt, die Methode der *Energy Psychology*® als Selbsthilfemethode für alle Menschen zugänglich zu machen. Die Idee war folgende: Wenn wir bei einer Energiestörung einen Meridian klopfen, in dem die Lebensenergie frei fließt, hat dies keine negativen Auswirkungen; wenn wir aber einen Meridian klopfen, in dem eine Störung vorhanden ist, korrigieren wir diese. Indem wir also von jedem Meridian einen Punkt klopfen, korrigieren wir *auf jeden Fall* die Störung im Energiesystem. Aus dieser Idee entstand eine sogenannte Standardsequenz, bei der in einer bestimmten Reihenfolge Punkte aller Meridiane geklopft werden. Diese Standardsequenz ist bei etwa 80 Prozent aller Störungen hilfreich. Das Verfahren nannte er *Emotional Freedom Technique*, kurz EFT.

Mein Ausbilder, der amerikanische Psychiater Fred P. Gallo, erzählte einmal, wie er zum ersten Mal mit der *Energy Psychology*® in Berührung kam. Auslöser war ein Artikel, in dem ein Psychiater (Roger Callahan) behauptete, dass er Suchtdrang reduzieren könne, indem er auf bestimmte Punkte des Körpers klopfte. Fred Gallo reagierte, wie jeder normale Mensch auch reagieren würde: Er lachte herzlich! Wer glaubt schon daran, dass es Menschen besser geht, wenn sie auf ihren Körper klopfen? Einige Zeit später arbeitete Fred Gallo mit einer Klientin, die ein Suchtproblem hatte. Immer noch lachend erzählte er von dem Artikel und die beiden probierten die Punkte spaßeshalber einmal aus. Zu seinem größten Erstaunen funktionierte es, der Suchtdrang reduzierte sich und kam auch nicht mehr wieder.

Es wird der *Energy Psychology*® oft vorgeworfen, dass ihre Erfolge auf einem Placeboeffekt basieren. Für diesen Effekt müssten die Menschen aber daran glauben, dass ein Medikament oder eine Erfahrung hilfreich ist. In der *Energy Psychology*® ist es eher umgekehrt: Hier glaubt zunächst einmal kaum jemand, dass es funktioniert. Aber dieses Verfahren wirkt sogar, wenn ein Skeptiker einen Skeptiker behandelt! Also lachen Sie ruhig, wenn Sie sich klopfen, es macht gar nichts!

Verwundert nahm Gallo den Kontakt zu Callahan auf, lernte viel von ihm und entwickelte später seine eigene Methode, die er *Energy Diagnostic and Treatment Methods*

(EDxTM) nannte (auf Deutsch etwa: Energetische Diagnose- und Behandlungsmethode). EDxTM ist ein Verfahren, das darauf abzielt, die feinstofflichen Energien unseres Körpers bei negativen Gefühlen und psychotischen Problemen zu balancieren. Seine Standardsequenz nannte er NAEM (*Negative Affect Erasing Method*, auf Deutsch etwa: Negative-Gefühle-Verringerungsmethode).

Wir werden die EFT-Sequenz und die NAEM-Sequenz in den Anleitungen ab Kapitel 9 kennen- und anwenden lernen. Ich arbeite in meiner Praxis in den allermeisten Fällen entweder mit der kurzen (NAEM) oder der langen (EFT) Standardsequenz.

Negative Gefühle umwandeln in fließende Energie – wie arbeitet *EmoTrance*?

Was sind eigentlich Gefühle?

Ein weiterer Ansatz, der zur *Energy Psychology®* gehört und beim Abnehmen genutzt werden kann, wurde von der in Großbritannien lebenden Therapeutin und Trainerin Dr. Silvia Hartmann begründet. Sie geht davon aus, dass jeder Mensch *individuelle* Energiebahnen hat, in denen die Lebensenergie fließt. Ziel ihres Verfahrens ist es, diese individuellen Bahnen durchlässig zu machen, Blockaden zu lösen und alte energetische Verletzungen zu heilen.

Sie beruft sich darauf, dass wir neben unserem physischen Körper auch einen Energiekörper haben, der ähnliche Bedürfnisse nach Nahrung, Zuwendung und Heilung hat wie unser physischer Körper. Diesen Energiekörper haben Heiler aus der ganzen Welt schon vor Jahrtausenden beschrieben. Wir leben dieser Auffassung zufolge in einem »Meer von Energie«. Die Nahrung für unseren Energiekörper finden wir in unserer Umgebung: in der Natur mit ihren Pflanzen und Tieren, aber besonders auch im Kontakt mit anderen Menschen. Idealerweise sollte es so sein, dass wir mit uns selbst und unserer Umgebung in Kontakt sind und dass die Energie der Umgebung in uns hinein-, durch uns hindurch- und wieder hinausfließt. Auf diesem Weg durch unsere individuellen Energiebahnen »nährt« die Energie uns, das heißt, sie verändert uns ein klein wenig. Damit immer neue Energie durch uns hindurchfließen kann, ist es wichtig, dass sie uns auch immer wieder verlässt, um dadurch Platz für neue, frische Energie zu machen. *Dieses Fließen der Energie ist unsere energetische Nahrung!*

Verglichen mit unserem physischen Körper bedeutet dies, dass selbst die köstlichste Speise nicht im Mund bleiben darf: Sie muss auf ihrem natürlichen Weg durch unseren Körper gehen und dann auch wieder hinausgelangen. Selbst wenn wir ein noch so schmackhaftes Fünf-Gänge-Menü im Mund haben – mit der Zeit würde es dort faulen und schimmeln und uns schließlich sogar vergiften. Dasselbe geschieht mit unserem Energiekörper: Wenn wir die Energie nicht wieder hinauslassen (oder wenn sie aus welchem Grund auch immer nicht hinausfließen kann), vergiftet sie uns und wir bekommen Probleme.

Wenn unser Energiesystem nicht ausgeglichen ist, zeigen sich ganz bestimmte Alarmsignale: Mit unseren sogenannten »negativen« Emotionen will uns unser Energiekörper darauf aufmerksam machen, dass wir etwas ändern müssen. Genauso wie Schmerz im physischen Körper dazu dient, uns auf Wunden oder Krankheiten hinzuweisen, sind unsere negativen Gefühle die Schmerzen unseres Energiekörpers. Diese energetischen Schmerzen sind genauso real wie die physischen Schmerzen.

Wenn wir jedoch mit dieser Art von Schmerzen zu einem Arzt gehen, kann es uns passieren, dass er uns untersucht und (mehr oder weniger glaubhaft und sensibel) versichert, dass an dieser Stelle nichts zu entdecken sei. Bestehen wir darauf, dass wir dort Schmerzen fühlen, so wird uns nahegelegt, dass mit unserer Seele etwas nicht stimme. Aber auch der »Seelendoktor« kann wahrscheinlich nichts finden – und so graben wir immer weiter, fühlen uns krank und unfähig oder sogar verrückt. Wir sind anscheinend nicht in Ordnung, so wie wir sind, mit uns stimmt etwas nicht – dabei ist es »nur« eine Verletzung unseres Energiekörpers.

Unsere negativen Emotionen zeigen also an, wo noch alte Verletzungen offen sind. Diesen Wunden im Energiekörper lassen wir jedoch nicht die gleiche Pflege und Schonung angedeihen, wie wir es bei unserem physischen Körper tun würden. Deshalb schmerzen viele Verletzungen noch Jahre und Jahrzehnte lang – denn die Zeit heilt keine Wunde *automatisch*. Und es tut noch genauso weh wie zu dem Zeitpunkt, als die Wunde gerade frisch war.

Falls wir nicht in der Lage sind, unsere Verletzung im Energiekörper zu heilen, sorgen wir wenigstens dafür, dass niemand mehr sie berühren und dass keine Energie mehr an diese Stelle gelangen kann. Dann bemerken wir diese Verletzung nicht mehr und sie tut auch nicht mehr weh. Das ist dasselbe, als ob man einen entzündeten Blinddarm nicht operieren, sondern lediglich die Schmerzen durch starke Schmerzmittel betäuben würde. Die Dosis müsste dabei im Laufe der Jahre ständig erhöht werden und irgendwann würde entweder kein Schmerzmittel mehr helfen oder aber die Entzündung würde unseren Körper vergiften, was im äußersten Fall bis zum Tod führen kann.

Wir bauen Schutzschilde, um keine Energie mehr in den verletzten Bereich des Energiekörpers hineinzulassen. Solche Schutzschilde sind energetische Gebilde, die Energie wirkungsvoll abwehren. Das Problem dabei ist jedoch, dass Schutzschilde nicht unterscheiden können, ob die hereinkommende Energie uns Schmerzen bereiten würde oder nicht – sie lassen einfach *gar keine Energie* herein. Dann allerdings bekommen wir auch keine Energie, die uns Nahrung sein könnte, und *wir verhungern energetisch*. Die Energie, die von anderen Menschen kommt, wäre zwar die beste Nahrung für uns, aber gerade gegen diese schotten wir uns oft am stärksten ab. Viele Menschen fühlen sich, wenn sie allein sind, wohler und entspannter, als wenn sie unter Menschen sind. Mit der Energie von Tieren oder der Natur können wir oft besser umgehen, wir wagen es, die Schilde dafür oft ein klein wenig zu öffnen. Damit erhalten wir genug Nahrung, um nicht zu verhungern. Aber ein energiegeladenes und lebendiges Leben ist damit nicht möglich. Wir benötigen auch viel Energie, um die Schutzschilde aufrechtzuerhalten, Energie, die wir für unser Leben dann nicht mehr zur Verfügung haben. Das Pflegen und Aufrechterhalten von Schutzschilden ist äußerst anstrengend und kraftraubend.

Wir wundern uns vielleicht, warum wir uns immer so ausgebrannt und müde fühlen. Im Extremfall verhungern wir energetisch.

Essanfälle können also der Versuch sein, uns mit Nahrung zu versorgen, weil wir dieses (energetische) Verhungern spüren. Leider kann unser Energiekörper die Nahrung unseres physischen Körpers nicht verwerten, aber wir essen und essen und essen – und wundern uns, warum wir nicht satt werden.

Wenn wir essen, weil wir uns einsam fühlen, aus Traurigkeit, Langeweile oder Wut, versuchen wir dadurch, unseren Energiekörper zu versorgen und die Alarmsignale einer energetischen Verletzung zu unterdrücken. Das eine wie das andere funktioniert jedoch nicht. Die Methode *EmoTrance* möchte uns dabei unterstützen, den Energiekörper mit der Nahrung zu versorgen, die er braucht. Denn wenn wir die falsche Nahrung zu uns nehmen, schaden wir nicht nur unserem physischen Körper, sondern meistens auch unserem Selbstbewusstsein. Wir brauchen also Energie für unseren Energiekörper.

WICHTIG

Gefühle und Emotionen sind Schmerzensschreie oder Glücksschreie des Energiekörpers. Nicht mehr und nicht weniger.

Gefühle zeigen uns etwas über den Zustand unseres Energiekörpers. Wenn wir frisch verliebt sind, haben wir Energie im Überfluss, die Welt kommt uns vor wie ein Paradies, nichts ist anstrengend oder schwierig. Damit wissen wir, dass unser Energiekörper im Fluss ist, wir also energetische Nahrung im Überfluss erhalten. Anders ist es, wenn wir traurig oder wütend sind. Damit weist uns unser Energiekörper darauf hin, dass etwas nicht stimmt, dass also eine Verletzung oder Blockade vorliegt. Auch wenn wir gar nichts mehr fühlen und nur noch müde und kaputt sind und uns alles zu viel ist, sagt das etwas über den Zustand unseres Energiekörpers aus. Gefühle sind also nicht an sich »negativ« oder »positiv«, sondern wir können von allen Gefühlen etwas lernen. Was macht es dann noch für einen Sinn, Gefühle zu unterdrücken? Das wäre dasselbe, wie wenn wir in unserem Beispiel mit dem Auto die Warnlampe für Ölmangel herausschrauben würden. »Prima«, sagen vielleicht manche, »kein lästiges Erinnern mehr, dass man ständig Zeit und Geld für einen Ölwechsel investieren muss.« Wir könnten unbekümmert Kilometer für Kilometer fahren, nur – irgendwann ginge der Motor kaputt. Und das würde dann richtig teuer.

Manchmal ist es leichter, nicht so viel Kontakt zu unseren Gefühlen zu haben. Dann sind wir auch nicht mehr so verletzlich. Diese »Gefühllosigkeit« ist sehr verlockend.

WICHTIG

Viel zu essen, ist eine Methode, uns nicht mehr zu spüren, wenn wir verletzt wurden, wenn negative Gefühle durch unseren Körper toben.

Selbst wenn uns jemand verletzt, wenn wir mit der Energie von jemandem nicht klarkommen oder uns von anderen Menschen abschotten müssen, haben wir gerade darin immer eine Heilungschance. Viele Menschen fragen sich, wie sie sich vor negativer Energie schützen können, und stellen sich vor, sie hätten einen Schild, stünden in einer schützenden Blase oder wären in goldenes Licht eingehüllt. *EmoTrance* geht einen anderen Weg: Es geht darum, alle Energie durch uns hindurch- und wieder hinausfließen zulassen. Wenn Energie von außen ungehindert fließen kann, ohne auf Verletzungen oder Blockaden zu stoßen, wird sie sich nicht schlecht anfühlen, sondern uns nähren, selbst wenn uns jemand beleidigt oder beschimpft. (Anleitungen, um mit *EmoTrance* zu arbeiten, finden Sie im Kapitel 11.)

Die Schmerzen der negativen Gefühle sind also nicht das Problem, sondern ein Alarmsignal für Verletzungen im Energiekörper. Diese Schmerzen helfen uns, Verletzungen aufzuspüren. *EmoTrance* kann uns helfen, unsere Verletzungen zu heilen und die richtige Nahrung für unseren Energiekörper zu finden!

3. Was heißt eigentlich Wunschgewicht?

Einstimmung

Wenn man Menschen, die abnehmen wollen, fragt, was denn eigentlich ihr Wunschgewicht sei, bekommt man oft eine ganz klare Antwort wie: »Ich möchte X kg wiegen« oder: »Ich möchte wieder in meine rote Sommerhose passen« oder: »Ich möchte Größe 38 haben.« Jeder scheint eine klare Vorstellung von seinem Wunschgewicht zu haben.

In der Medizin gibt es seit Langem Versuche, das Normal- und das Idealgewicht eines Menschen zu bestimmen.

Früher hieß es:

NORMAL- UND IDEALGEWICHT

Körpergröße minus 100 = Normalgewicht
Normalgewicht minus 10 (15) Prozent = Idealgewicht.

Nach dieser Rechenmethode müsste ich mit meinen 1,57 m Körpergröße ein Normalgewicht von 57 kg und ein Idealgewicht von 51,3 kg haben. Das finde ich persönlich sehr wenig.

Heutzutage wird das Normalgewicht bestimmt durch den sogenannten BMI (*Body Mass Index*, Körpermassen-Index), den man folgendermaßen berechnet:

BODY MASS INDEX

Körpergewicht (in kg) geteilt durch das Quadrat der Körpergröße (in Metern) = BMI

Zum Beispiel: $59:1,57^2 = 23,93$. Das Beispiel entspricht der oberen Grenze des Normalgewichts.

Das Schlankheitsideal hat sich im Laufe der Zeit gewandelt: Das »Superschlankbild«, das uns derzeit in den Medien vermittelt wird, ist erst ganz jung. Marilyn Monroe mit Größe 42 wäre heute nicht mehr unter den Vorbildern.

Vergleichen Sie sich mit Models oder den Menschen in der Werbung? Ist Konfektionsgröße 36 wirklich gesund? Sind die Models nicht eher magersüchtig? Welches Gewicht ist wirklich gesund?

Ein paar Pfunde zu viel sind weniger schädlich als das ständige Hin und Her von Essen und Diät. Es gibt zwar Untersuchungen, wonach dünne Menschen tatsächlich weniger Herz-Kreislauf-Erkrankungen haben und länger leben als dicke (ich rede von richtigem Übergewicht, nicht von den 10 Kilogramm, die wir vielleicht zu viel haben könnten). Aber es konnte nicht nachgewiesen werden, dass dicke Menschen, die erfolgreich abgenommen haben, ebenfalls länger leben. Und ein dicker Mensch, der sich viel bewegt und gesund ernährt, ist allemal besser dran als ein dünner Mensch ohne Bewegung und mit schlechter Ernährung.

Der Stress, abnehmen zu müssen, kann sehr belastend sein. Ähnlich ist es mit dem Stress, das Rauchen aufgeben zu müssen. Denn beide Male geht es darum, sich eine gesunde Lebensweise anzugewöhnen und sich dabei mit der eigenen Persönlichkeit auseinanderzusetzen. Ich habe beispielsweise mit einer Frau gesprochen, die sagte, ihr Arzt habe ihr geraten, sie solle rauchen. Auf meinen verblüfften Blick und nähere Nachfrage hin gab sie zu, dass er eigentlich gesagt habe, in ihrer jetzigen schweren Lebenssituation sei es zu viel, auch noch mit dem Rauchen aufzuhören.

In meiner Anfangszeit mit der Energiearbeit lernte ich auf einem Seminar eine starke Raucherin kennen. Abends beim gemütlichen Zusammensitzen fragte ich, warum sie denn überhaupt noch rauche, man könne doch einfach mit der Klopfakupressur dagegen angehen. Ich arbeitete dann zum Thema Nichtrauchen mit ihr und dabei »kam alles raus«. Es kamen nämlich all ihre problematischen Lebensthemen zum Vorschein, sehr viele unterdrückte Gefühle und Konflikte. Diese mussten wir auch noch bearbeiten.

Hinterher habe ich gedacht, dass ich an ihrer Stelle auch viel lieber geraucht hätte, als mich all diesen Problemen zu stellen.

Wenn Sie in beiden Beispielen das Rauchen durch »zu viel essen« ersetzen, wird deutlich, dass wir nicht »einfach so« abnehmen können, sondern uns auf das Abnehmen vorbereiten und den richtigen Zeitpunkt finden müssen. Energetisch gesehen gibt es keinen Unterschied zwischen »rauchen« und »zu viel essen«: Beides bedeutet eine Störung im Energiesystem.

Also, sind Sie bereit zum Abnehmen? Was müssen Sie tun, um Ihr Wunschgewicht zu erreichen? Ist es das wert?

Warum möchten Sie abnehmen?

Wenn ich die Menschen, die zu mir kommen, frage, warum sie denn abnehmen wollen, bekomme ich oft gesundheitliche Gründe zu hören: »Ich fühle mich unbeweglich, ich fühle mich in meinem Körper nicht mehr wohl, ich fange leicht an zu schnaufen und zu schwitzen, mein Gewicht geht auf die Gelenke.« Erst im Verlauf des weiteren Gesprächs höre ich oft: »Ich mag mich nicht mehr leiden, ich fühle mich unattraktiv, mit diesem Gewicht finde ich keinen neuen Partner, mit diesem Gewicht bin ich eine Zumutung für alle« usw. Viele Menschen denken, dass sie dick nichts mehr wert seien, sie finden sich selbst nicht liebenswert oder attraktiv.

Wenn wir erfolgreich abnehmen wollen, ist es ganz wichtig, dass wir uns über unsere Motivation im Klaren sind.

Bitte führen Sie die folgenden Sätze fort:

- Weil ich so dick bin, kann ich nicht …

  _____

- Weil ich so dick bin, werde ich nicht …

  _____

- Weil ich so dick bin, fühle ich mich …

  _____

- Weil ich so dick bin, finden andere mich …

  _____

- Wenn ich erst einmal schlank bin, dann kann ich ...

  _____

- Wenn ich erst einmal schlank bin, dann werde ich ...

  _____

- Nur schlank fühle ich mich ...

  _____

Was wird der wichtigste Unterschied in Ihrem Leben sein, wenn Sie abgenommen haben? Können Sie sich vorstellen, diesen Unterschied schon zu leben, obwohl Sie noch nicht abgenommen haben? Wenn Sie zum Beispiel sagen: »Ich würde mehr Sport treiben« – was hindert Sie daran, jetzt schon mehr Sport zu treiben, in Maßen natürlich? Oder wenn für Sie am wichtigsten ist: »Ich könnte schöne Kleidung tragen« – dann sorgen Sie doch jetzt für schöne Kleidung! Was würde Sie am meisten dazu motivieren, Ihren Pfunden den Kampf anzusagen? Was ist das Wichtigste für Sie?

Was ist schlimm an Ihrem Gewicht?

Diese Frage, ganz naiv gestellt, ruft immer erst einmal irritierte Blicke hervor. Die Menschen unserer Gesellschaft sind sich fast alle einig darin, dass Dicksein etwas ganz Schlimmes sei, etwas, was unter allen Umständen zu vermeiden sei. Das wird überhaupt nicht hinterfragt, das ist einfach so. Manche sagen sogar, sie wären lieber blind als dick. Und fügen noch hinzu: »Wenn jemand so eine Frage stellt, kann er ja kaum Ahnung von diesem Thema haben.« Trotzdem noch einmal: *Was ist an Ihrem Gewicht so schlimm?*

Schlanke Menschen führen auch nicht automatisch ein besseres Leben. Sie leiden unter denselben Ängsten und Sorgen, denselben Problemen und sogar unter Minderwertigkeitsgefühlen wie dicke Menschen. Dicke Menschen denken wiederum: »Was können schlanke Menschen überhaupt für Probleme haben – sie sind ja schlank?« Das heißt also, wenn dicke Menschen erfolgreich abnehmen wollen, denken sie insgeheim dabei, dass sie all ihre Probleme genauso loswerden könnten wie ihr Gewicht.

Glauben Sie, Ihr eigentliches Leben beginne erst bei einem bestimmten Gewicht? Ihr Gewicht sei daran schuld, dass Sie nicht glücklich sind?

WICHTIG

Manchmal ist das Gewicht nicht das Problem, sondern die Lösung.

Bevor Sie mich jetzt für verrückt erklären, möchte ich Sie bitten, darüber nachzudenken, was das Gewicht für Sie tut. (Auch wenn es sehr schwerfällt, so etwas auch nur zu denken! Ich weiß das wohl!) Welche Vorteile bringt es Ihnen, Übergewicht zu haben?

Oft ist uns die Funktion des Gewichts nicht bewusst – die meisten Menschen werden schließlich nicht absichtlich dick. Doch wenn sie uns bewusst ist oder uns durch intensive Arbeit mit uns selbst bewusst wird, schämen wir uns, dies zuzugeben.

Bitte schämen Sie sich nicht! Ihr Gewicht war eine gute Lösung, die Ihnen im Leben sehr weitergeholfen hat! Doch Sie haben jetzt die Chance, andere Lösungen zu finden, um dann abnehmen zu können.

Im Folgenden möchte ich Ihnen einige Beispiele aus meiner Praxis nennen, die diese These verdeutlichen. Wie oft höre ich: »Wenn ich schlank wäre, müsste ich dies oder jenes tun. Ich will es aber nicht – also verstecke ich mich hinter meinem Gewicht.« Wenn man dick ist, kann man beispielsweise unmöglich bei einem Umzug helfen, man kommt ja kaum allein die Treppen hinauf. Jemand anderes denkt beispielsweise, wenn er schlank wäre, wäre er auch belastbarer – und dann würden die anderen ihn noch viel mehr fordern.

Das Gewicht sorgt oft dafür, dass wir Nein sagen können, ohne uns unbeliebt zu machen oder uns schuldig zu fühlen, es hat also eine Funktion für uns. Wenn wir diese Funktion nicht erkennen und anders gewährleisten, werden wir immer weiter dafür sorgen, dass wir unser Gewicht behalten. Wenn wir also abnehmen, bedeutet das oft, unser Verhalten und unsere Lebensweise, manchmal sogar unser Selbstbild zu ändern. Sind Sie dazu bereit? Ich meine: wirklich bereit?

Viele dicke Menschen glauben, dass sie Probleme haben, weil sie so dick sind. Meistens ist aber genau das Gegenteil der Fall: Sie haben für sie unlösbare Probleme und werden *daraufhin* dick. So können sie alle Probleme auf das Fett schieben und nicht auf sich selbst als ganze Person. Und wenn sie – so denken sie zumindest – erst einmal dünn geworden sind, haben sie mit dem Gewicht auch gleich alle Probleme verloren. Dass dies aber nicht funktioniert, wissen oder ahnen die meisten Menschen schon »irgendwie« und sorgen dafür, bloß nicht abzunehmen. Sie knüpfen an die Selbstliebe die Bedingung: »Ich liebe mich erst dann, wenn ich mein Wunschgewicht erreicht habe.« Doch wenn sie es tatsächlich erreichen würden, müssten sie feststellen, dass sie als Person nicht wirklich anders sind. Selbstliebe kann nicht an Bedingungen geknüpft werden, das funktioniert einfach nicht. Nur wer sich mit all seinen Fehlern, Schwächen, Schatten liebt und annimmt, liebt sich wirklich. Das bedeutet auch, sich mit dem Gewicht zu lieben, das man im Moment gerade hat, egal, ob es zu viel ist oder nicht.

Vielleicht denken Sie:

- Wenn ich dünn bin, sind alle meine Probleme gelöst, mein Leben ist konfliktfrei, ich bin kompetent und habe alles unter Kontrolle.
- Wenn ich dünner bin, finde ich vielleicht auch schneller einen Partner.
- Denken Sie, dass Sie nie verlassen worden wären, wenn Sie schlank gewesen wären? Falls Männer (Frauen) Sie verlassen haben: Glauben Sie, dass es daran lag, dass Sie nicht schlank genug gewesen sind? Sind Sie mit diesem Gewicht eine Zumutung für jeden?
- Hätten Sie mehr Macht über andere Menschen, würden Sie sich sicherer fühlen, wenn Sie schlanker wären? Hätten Sie nicht mehr so viel Angst, Ihren Partner zu verlieren?

- Denken Sie, dass andere Menschen Sie mehr achten oder lieben würden, wenn Sie schlank wären?

Dicksein hat auch sein Gutes – was macht das Gewicht für Sie?

Stellen Sie sich bitte vor, Sie hätten Ihr Wunschgewicht. Malen Sie es sich genau aus (oder schreiben Sie es auf):

- Wie würden Sie sich fühlen?
- Wie würden Sie aussehen?
- Welche Kleidung würden Sie tragen?
- Wie wäre Ihr Leben? Ihr Beruf, Ihre Freizeit?
- Wie wäre Ihre Beziehung?
- Wie wären Ihre Freundschaften?
- Wie wäre Ihre Gesundheit?

Sind diese Vorstellungen wirklich alle uneingeschränkt positiv? Gab es bei dem einen oder anderen Punkt nicht doch einen kleinen Stich? Sind diese Vorstellungen realistisch? Denken Sie, dass Sie als schlanker Mensch niemals müde oder traurig oder sehnsüchtig wären?

Jetzt malen Sie sich bitte aus, Sie würden Ihr jetziges Gewicht für den Rest Ihres Lebens behalten. Auch wenn Sie sich bei dieser Vorstellung schrecklich fühlen: Stellen Sie sich die oben aufgeführten Fragen erneut. Gibt es einen Punkt, bei dem Sie eine leise Erleichterung spüren?

Ich habe mit einer Frau gearbeitet, die als Kind sexuell missbraucht worden war. Sie hatte sich ein Fettpolster richtiggehend »angefressen«, damit sie sexuell immer unattraktiver wurde. Ihr Fett war also der Schutz vor weiteren Übergriffen. Jetzt, als erwachsene Frau, versuchte sie abzunehmen; gleichzeitig fühlte sie sich mit jedem Kilo, das sie verlor, schutzloser. Sie befand sich in einer Zwickmühle, aus der sie keinen Ausweg mehr fand. Wir mussten durch Energiearbeit die Panik auflösen, ihren Schutz zu verlieren. Sie musste andere Methoden lernen, um sich zu schützen. Erst dann konnte sie wirklich anfangen abzunehmen.

Dieses Beispiel ist extrem – aber haben wir nicht alle irgendwo einen Punkt, bei dem wir auch dankbar für unser Gewicht sind? Abnehmen bedeutet nicht nur, an Gewicht zu verlieren oder unsere Ernährung umzustellen. Manchmal bedeutet es auch, unsere Lebensweise und Lebenseinstellung zu ändern.

Eine Frau in meiner Praxis stellte sich beispielsweise vor, dass sie auf ihr gemütliches Mittagsstündchen verzichten müsste, wenn sie schlank wäre. Denn dann hätte sie keinen Grund mehr, sich mittags auszuruhen. Die Vorstellung, ihre Familie könnte in Zukunft noch mehr von ihr fordern, weil sie es ja schlank nicht mehr nötig hätte, sich mittags auszuruhen, machte ihr sehr zu schaffen. Im Moment konnte sie ihren Wunsch nach einer Pause noch auf ihr Gewicht schieben. Sie musste sich erst selbst eingestehen, dass sie einfach eine Pause wollte, unabhängig von ihrem Gewicht. Und sie musste dieses Bedürfnis ihrer Familie gegenüber durchsetzen.

Einige weitere Beispiele aus meiner Praxiserfahrung:

Ein Mann bekam bei der Vorstellung, schlank zu sein, plötzlich Sorge, dass er dann mehr Sport machen müsse, was ihm viel zu anstrengend war. Jetzt konnte er es sich auf dem Sofa gemütlich machen mit dem Hinweis, dass er für Bewegung sowieso viel zu dick sei.

Eine andere Klientin dagegen war wegen vieler Gesundheitsprobleme, die unter anderem durch ihr Gewicht entstanden waren, berentet worden. Was würde passieren, wenn sie abnähme? Wäre sie gesünder? Müsste sie wieder arbeiten? Würde sie es überhaupt schaffen, ein »schlankes« Arbeitsleben zu führen?

Wiederum eine andere Frau stellte sich vor, dass sie, wenn sie ihr Wunschgewicht erreicht hätte, ein »normales« Leben führen müsste, mit Mann und Kindern und Haus und Garten. Da sie dazu überhaupt keine Lust hatte, war sie lieber dick. Sie hatte keine Vorstellung davon, dass sie selbst über ihr Leben bestimmen und auch als Schlanke ihr eigenes Leben leben konnte, ohne der Gesellschaft Rechenschaft ablegen zu müssen.

Eine weitere Klientin war als junge Frau sehr hübsch gewesen und war häufig von Männern angemacht worden, manchmal sogar auf eine sehr aufdringliche Weise. Davor schützte sie jetzt ihr Gewicht. Bei der Vorstellung, die Anmache könnte wieder losgehen, wenn sie abnähme, wurde ihr regelrecht schlecht.

Eine andere Frau, die mit Gewichtsproblemen zu mir kam, war als Jugendliche dick geworden. Ihre Familie hatte mit vereinten Kräften versucht, sie zum Abnehmen zu bewegen, und sie dabei sehr stark kontrolliert. Deswegen hatte sie sich das heimliche Essen angewöhnt, um sich der Kontrolle der Familie zu entziehen. So konnte ihre Familie einfach nicht über sie bestimmen, sie hatte »gewonnen«. Im Erwachsenenalter war dieser Mechanismus des heimlichen Essens immer noch aktiv. Das heißt, sie hatte das Gefühl, wenn sie abnähme, doch »verloren« zu haben. Anhand dieser kurzen Beispiele können Sie sehen, dass es beim Abnehmen nicht nur darum geht, ein paar Kilos zu verlieren. Es geht um viel mehr.

Manchmal ist es auch einfach gut, mehr zu wiegen. Tiere, die sich bedroht fühlen oder in Gefahr sind, machen sich größer, plustern sich auf, stellen Fell, Stacheln oder Federn auf. Dasselbe gilt für uns Menschen: Wenn wir mehr Gewicht haben, wirken wir groß und kräftig, als könnte uns nichts so schnell umwerfen; unser Gewicht gibt Halt und hält uns am Boden.

Die deutsche Sprache ist voll von Wortspielen zum Thema Gewicht: Habe ich Gewicht und Raum in meinem Umfeld? Ich gebe meinem Leben Bedeutung, ich bin (ge)wichtig. Ich nehme mehr Raum ein, ich habe mehr Gewicht. Ich habe den Platz, den ich brauche. Ich habe ein dickes Fell, ich bin dickhäutig, an mich kommt keiner so leicht ran. Mich berührt vieles einfach nicht …

Mit unserem hohen Gewicht sind wir nicht zu übersehen. Aber wir werden manchmal auch nicht ernst genommen, vielleicht sogar ausgelacht: »Das ist nur die Dicke vom Büro gegenüber, was weiß die denn schon?« – Die Menschen, die uns nicht so gut kennen, sehen nur auf unser Gewicht und nicht auf uns als Person. Wir werden über unser Gewicht definiert. Das kann Vor- und Nachteile haben.

Gleichzeitig werden wir als sexuelles Wesen nicht sehr ernst genommen, wir sind eher der gute Kumpel. Unser Fett hält andere Menschen auf Abstand. Können Sie sich vorstellen, dass andere Menschen Sie (auch sexuell) attraktiv finden, wenn Sie schlank sind? Wie geht es Ihnen mit dieser Vorstellung?

Wie würde sich das auf Ihre Beziehung auswirken? Würde Ihr Partner/Ihre Partnerin sich uneingeschränkt freuen, wenn es Ihnen gelänge, abzunehmen? Was würde passieren, wenn Sie vielleicht sogar selbstbewusster und stärker werden würden? Würde Ihr Partner nicht vielleicht doch sagen, dass Sie dick viel »gemütlicher« waren?

Wenn Sie keinen Partner haben: Wie fühlen Sie sich bei der Vorstellung, eine Beziehung einzugehen? Glauben Sie, dass Sie keinen Partner haben, weil Sie dick sind? Glauben Sie, Sie sind mit Ihrem Gewicht nicht liebenswert?

Gibt es andere Menschen, die vielleicht nicht wollen, dass Sie abnehmen? Ihre Mutter vielleicht? Oder Ihre beste Freundin, mit der man so gut über Gewicht und Diäten reden kann und die genauso gerne Schlemmen geht wie Sie? Es gibt Kontakte, bei denen unsere Gemeinsamkeit darin besteht, dass wir *versuchen* abzunehmen. Das gemeinsame Leid verbindet. Was würde mit diesen Kontakten geschehen?

Können Sie sich vorstellen, dass Sie als dünner Mensch ernster genommen werden, als Frau / Mann gesehen werden? Sind Sie für andere »gefährlicher«, weil selbstbewusster, wenn Sie dünn sind? Könnte man Ihre Meinung dann nicht mehr so leicht abtun?

Die Konzentration auf die Diät und Gewicht lenkt unter Umständen von den eigentlichen Problemen ab. Unangenehme Gefühle verschwinden, wenn man sich auf das Essen konzentriert. Wir können bei all unserem »Versagen« dem Gewicht die Schuld geben. Darüber hinaus bindet das Thema Essen und Diät Zeit und Energie. Was würden Sie mit Ihrer Zeit, mit Ihrer Energie anfangen? Vielleicht wüssten Sie gar nicht, wie Sie diese Lücke füllen sollten? Wie würde Ihr Leben aussehen, wenn Sie keinen Gedanken mehr an Essen verschwenden würden?

Überprüfen Sie einmal, ob alle Gründe, warum Sie abnehmen wollen, damit zu tun haben, dass Sie sich selbst nicht so annehmen, wie Sie sind. Oder vielleicht wollen Sie abnehmen, weil Sie glauben, dass andere Sie nicht mögen oder attraktiv finden, so wie Sie sind?

Wie viel möchten Sie abnehmen?

Meistens wissen die Menschen, wie viel sie abnehmen möchten. Welche Zahl haben Sie als Ihr Wunschgewicht angegeben? Wie kamen Sie zu dieser Zahl? Was bedeutet Ihr Zielgewicht für Sie?

Ich zum Beispiel hatte eine knallgelbe Jeanshose, in die ich wieder hineinpassen wollte. Diese Jeans repräsentierte für mich meine unbeschwerte und fröhliche Studienzeit mit einem Gewicht, bei dem ich mich absolut wohlgefühlt habe. Ich wollte wieder ein bisschen mehr von dieser Energie in meinem Leben haben. Inzwischen passe ich gut wieder in die Hose hinein, ich ziehe sie zwar nicht mehr an, aber ich weiß, dass sie da ist, und ich habe etwas von dieser »Knallgelbe-Jeans-Energie« in meinem Leben wiedergefunden.

Kleidung ist nicht nur Kleidung, sondern repräsentiert etwas, bedeutet etwas für uns. Auch Kleidergrößen haben eine magische Anziehungskraft. Ich kenne eine Frau, die keine Waage hat, sondern in Abständen in ihr Lieblings-geschäft geht und Kleidung anprobiert. An den Größen, die ihr passen, kann sie erkennen, wie es mit ihrem Gewicht steht.

Auch ein ganz bestimmtes Gewicht kann eine Bedeu-tung für uns haben. Oft höre ich: »Ich möchte wieder so viel wiegen wie vor meinen Schwangerschaften – so viel, wie ich wog, als ich meinen Mann kennenlernte – so viel, wie ich wog, als ich noch Handball spielte.« Was bedeu-ten diese Lebensabschnitte für Sie? Wie haben Sie sich mit Ihrem Gewicht damals gefühlt? Können Sie etwas von der Energie, mit der Sie sich damals wohlgefühlt haben, in Ihr jetziges Leben mit hineinnehmen? Ist es unbedingt not-wendig, das Gewicht von damals wieder zu erreichen, damit Sie sich so fühlen können?

Oft möchten sich Menschen von mir beraten lassen, bei denen ich denke: »Wieso kommen sie mit dem Thema Abnehmen zu mir?« Ich finde diese Menschen mit ihrem Gewicht attraktiv, sie haben das gewisse Etwas, eine inne-re Ausstrahlung, bei der ich denke: »Warum sollte so jemand abnehmen?« Auch Männer finde ich attraktiver, wenn an ihnen noch »etwas dran« ist.

Wie steht es mit Ihnen? Wie kommen Sie auf Ihr Wunschgewicht? Ist es wirklich *Ihr* Wunschgewicht oder versuchen Sie, einem Bild zu entsprechen?

In den Medien mehren sich zwar die Diskussionen, dass die Models zu dünn seien. Es werden mittlerweile auch abschreckende Bilder gezeigt, etwa von Claudia Schiffer, bei der im Dekolleté die Knochen deutlich zu sehen sind. Auf der anderen Seite wird aber nach wie vor schlank mit gesund und erfolgreich gleichgesetzt. Es gibt Untersuchungen, wonach dicke Menschen als nicht so kompetent und erfolgreich angesehen werden. Es herrscht die Meinung, dass dicke Menschen Probleme haben müssten, sonst wären sie ja nicht dick.

Wie viel Stress bereitet Ihnen Ihr jetziges Gewicht? (Auf einer Skala von 0 = »gar kein Stress« bis 10 = »sehr großer Stress«)

Ich schlage Ihnen vor, zuerst diesen Stress abzulösen, damit Sie nicht mehr unter Ihrem Gewicht leiden, und dann zu entscheiden, ob und wie viel Sie abnehmen möchten. (Vgl. Anleitung S. 191.)

Verlieren Sie etwas, wenn Sie abnehmen?

»Natürlich, mein Gewicht«, werden Sie sagen. Ich meine aber etwas anderes.

Für viele Menschen ist der Beginn einer wie auch immer gearteten Diät mit Stress verbunden. Allein der Gedanke an »diese Quälerei« bewirkt beispielsweise schon, dass beim kinesiologischen Muskeltest der Muskel nicht hält. Bei einer Frau ging der Stress so weit, dass sie richtiggehend keine Luft mehr bekam, als sie sich vorstellte, noch einmal eine Diät zu beginnen. Abnehmen wird gleichgesetzt mit: Verzicht = Bestrafung = schlecht gehen = Hunger = Leiden. Solange dieser Stress bei Ihnen vorhanden ist, wird das Abnehmen tatsächlich zur Quälerei. Ich arbeite mit meinen Klienten schon zu Anfang daran, diesen Stress abzulösen, damit der Weg des Abnehmens nicht zur Qual wird.

Woher kommt diese Qual? Erinnern wir uns an das

»Mehr«, das Essen für uns bedeutet. Wenn wir uns mit Essen belohnen, heißt das umgekehrt auch, dass wir uns bestraft fühlen, wenn wir nicht essen dürfen. Auf Essen zu verzichten hat tatsächlich etwas mit Verzicht zu tun. Wenn wir nicht mehr so essen können, wie wir es gewohnt sind, fällt auch die ausgleichende Funktion des Essens weg – und das, wofür wir das Essen brauchen, kommt zum Vorschein. Unsere normalen (Über-)Lebensstrategien wirken auf einmal nicht mehr und wir fühlen uns wie im luftleeren Raum. Was fangen wir mit uns, mit unserem Leben an, wenn wir nicht durch Essen beschäftigt werden? Wie können wir uns noch belohnen? Falls Sie beim Essen die Einstellung haben: »Man gönnt sich ja sonst nichts«, dann gönnen Sie sich im tiefsten Inneren nicht einmal das Essen, wenn Sie abnehmen wollen!

Viele Diäten sind einseitig. Wir haben oft genau auf das Nahrungsmittel Appetit, das wir gerade nicht essen dürfen. Welche Lieblingsgerichte dürften Sie beim Abnehmen nicht mehr essen? Wie viel Stress bereitet Ihnen das? (Auf einer Skala von 0 = »gar kein Stress« bis 10 = »sehr großer Stress«. Ich schlage Ihnen vor, diesen Stress »wegzuklopfen«, mit der Anleitung auf S. 194.)

Wie stark ist das Gefühl, dass Sie etwas verlieren, wenn Sie Ihre Ernährung umstellen? Bringt Essen denn wirklich immer Energie? Setzen Sie Essen automatisch gleich mit Energie und Lebensfreude?

Erinnern Sie sich an Ihr letztes Weihnachten. Wie fühlen Sie sich nach einem ausgiebigen Weihnachtsmahl? Bei uns daheim gab es an Heiligabend immer Ente mit viel Soße und Kartoffeln. Dazu leckeren Wein, später Nachtisch, Kekse und Marzipan. Die darauf folgenden Tage waren ausgefüllt mit ausführlichem Frühstück, leckerem Mittagessen, Kaffee und Kuchen und natürlich einem gemütlichen Abendbrot. Wie würden Sie sich fühlen nach ein paar solchen Tagen? Bringt Essen wirklich Energie und Lebensfreude?

Ich habe letztes Jahr über Weihnachten gefastet. Das war eine wirklich interessante Erfahrung. Denn Essen bedeutet nicht nur Essen, gerade zur Weihnachtszeit. Manche Gastgeberin fühlte sich fast persönlich zurückgewiesen, weil ich ihr mit viel Mühe gekochtes Mahl nicht essen wollte. – »Nicht doch wenigstens ein bisschen Rotkohl? Der hat doch kaum Kalorien.« – Mein armer Freund musste dann für zwei essen. Ich habe mir die dicke Ente angesehen und war auf eine Art froh, sie nicht essen zu müssen. In diesen Weihnachtstagen musste ich auf vieles »verzichten«, es gab wirklich alles, und alles war vom Feinsten. Aber das, was ich durch dieses Fasten gewonnen habe, war für mich viel wichtiger. Ich war sehr viel wacher und fitter als meine gesamte Umgebung: Ich war die Einzige, die ihr Gewicht hielt und sogar abnahm, alle anderen stöhnten und ächzten und fühlten sich überhaupt nicht mehr wohl in ihrer Haut.

Natürlich verzichten wir, wenn wir abnehmen wollen. *Doch – was gewinnen wir gleichzeitig dabei?* Ist das nicht ein tolles Gefühl, wenn wir morgens auf die Waage steigen – und das Gewicht sinkt mit der Zeit kontinuierlich? Wenn wir wieder in Hosen hineinpassen, die wir seit Jahren nicht mehr angehabt haben? Wenn wir auf einmal figurbetonte Kleidung tragen können anstatt der üblichen weiten Teile? Wenn wir uns wacher und fitter fühlen und auf einmal Lust auf Bewegung haben? Wenn wir auf einmal

Knochen unseres Körpers spüren können, die wir lange nicht gefühlt haben?

Als ich vor einiger Zeit bei einem Arzt war, fragte er beim Anamnesegespräch auch nach meinem Gewicht. Zu meinem Entsetzen zückte er eine Drehscheibe, um den *Body Mass Index* (BMI) zu bestimmen. Es war ein unglaublich gutes Gefühl, als er das Ergebnis »Normalgewicht« in seinen Computer eintrug!

Als ich fast bei meinem Wohlfühlgewicht angekommen war, hatte ich kaum noch etwas anzuziehen, alle Kleidungsstücke waren deutlich zu weit. Deshalb ersteigerte ich bei einer Internetauktion einige schöne Stücke, die mit dem Hinweis verkauft wurden, dass sie der Verkäuferin nicht mehr passen würden. Und mir passten sie hervorragend! Können Sie sich vorstellen, wie ich mich gefühlt habe?

Was wäre für Sie das Schönste, wenn Sie abnehmen würden? Auf was würden Sie sich richtig freuen? Was wäre für Sie die Belohnung, wenn Sie sich auf den Weg zu Ihrem Wohlfühlgewicht machten?

Verlieren wir wirklich etwas, wenn wir abnehmen – oder ist das, was wir dabei gewinnen, nicht doch die Mühe wert? Natürlich ist es ein Aufwand, abzunehmen. Es ist viel einfacher, sich eine Fertigpizza in den Ofen zu schieben, als sich einen Salat zu machen, oder es ist einfacher, Schokolade zu essen, statt sich eine Apfelsine zu schälen.

Das Thema Verlieren und Verzichten nimmt in meiner Arbeit mit meinen Klienten einen großen Raum ein. Am liebsten wäre es allen, sie könnten weiteressen wie bisher und bräuchten nur eine Pille zu schlucken, einen »Spezialtee« zu trinken oder eine Diätsuppe zu essen, um abzunehmen. (Damit verdienen viele Konzerne große Summen.) Auch zu mir kommen diese Menschen oft in der Hoffnung, ich könnte einen Schalter umlegen und alles würde von alleine gehen.

Das funktioniert leider nicht.

Das Schönheitsideal oder: Wie angesehen sind dicke Menschen?

Bitte schreiben Sie ohne zu überlegen auf, welche Assoziationen Sie haben zu …

– einer dicken Frau,
– einem dicken Mann.

Bitte schreiben Sie ohne zu überlegen auf, welche Assoziationen Sie haben zu …

– einer schlanken Frau,
– einem schlanken Mann.

• Welche dieser Eigenschaften würden Sie als positiv, negativ, neutral bewerten?
• Welche dieser Eigenschaften möchten Sie gerne haben?
• Welche dieser Eigenschaften möchten Sie auf gar keinen Fall besitzen?

In unserer Gesellschaft werden sehr oft negative Eigenschaften auf dicke Menschen projiziert, wobei es dicke

Frauen noch schwerer haben als dicke Männer. *Wer dick ist, hat offensichtlich Probleme*, lautet die gängige Annahme. Dicke Menschen sind maßlos, und das darf man auf keinen Fall sein. Bestenfalls gelten dicke Menschen als gemütlich. Für dicke Menschen ist es daher sehr schwer, ein gesundes Selbstwertgefühl zu bekommen oder aufrechtzuerhalten. Dünne Menschen dagegen gelten als willensstark, selbstbeherrscht und diszipliniert. Sie werden eher als erfolgreich angesehen und haben angeblich ihr Leben im Griff.

Wie geht es Ihnen, wenn Sie im Fernsehen dicke Menschen sehen? Werden sie als Helden dargestellt oder als Antihelden? Identifizieren Sie sich eher mit dem dicken oder mit dem dünnen Helden? Dürfen sich dicke Menschen verlieben und eine Beziehung haben? Wer bekommt am Ende die von allen begehrte Frau? Die Norm in den Medien sind schlanke Menschen – es sei denn, das Drehbuch fordert explizit einen dicken Darsteller. Zwar gibt es auch hier Ausnahmen, der »Bulle von Tölz« etwa begeistert die Zuschauer mit anderen Mitteln, es gelingt ihm durch seine Persönlichkeit. Aber wie viele solcher »Persönlichkeiten« gibt es denn in den Medien zu sehen? Wenn wir durch die Straßen unserer Stadt gehen, sehen wir einen ganz anderen »Gewichtsquerschnitt« als in den Medien: Wir müssen uns immer wieder klarmachen, *dass die Medien nicht die Realität repräsentieren!*

Aus den oben genannten Gründen ist mein Lieblingskrimi *Die dünne Frau* von Dorothy Cannell. Der Inhalt ganz kurz: Dicke Frau (erfolgreiche Innenarchitektin) hat keinen Mann, muss aber zum Familientreffen beim reichen Onkel. Um nicht hinter ihrer hübschen (und schlanken)

Cousine zurückzubleiben, »mietet« sie sich einen attraktiven Mann. Beim Familientreffen verkündet sie, provoziert von ihrer Familie, die Verlobung. Wochen später stirbt der Onkel und vermacht den beiden angeblich Verlobten sein gesamtes Vermögen unter drei Bedingungen:

1   Sie müssen den Schatz finden, der zum Haus gehört.
2   Der Mann muss ein Buch schreiben.
3   Sie muss 60 Pfund abnehmen.

Dazu haben sie ein halbes Jahr Zeit. Ich will nicht alles verraten, nur so viel: Sie nimmt tatsächlich ab, und dann »kriegen sie sich«. Das ist doch der Stoff, aus dem die Träume sind. Und obwohl wir wissen, dass die Realität anders ist, spuken solche Geschichten noch immer in unseren Köpfen. Geben Sie zu, dass Sie eben überlegt haben, wer Ihnen dieses Buch vielleicht ausleihen könnte!

Es fällt uns schwer (dabei schließe ich mich durchaus ein), uns von den Bildern frei zu machen, die wir von den Medien vermittelt bekommen. Es fällt schwer, auf die inneren Werte zu achten, wenn das Äußere so »gewichtig« ist.

Die Auswirkung, die das Fett auf unseren Körper hat, ist die eine Sache. Eine andere Sache aber ist die Auswirkung, die das Fett auf unsere Seele hat. Doch ein Mensch ist und bleibt so, wie er ist, unabhängig von dem jeweiligen Gewicht. Das Gewicht ist nur Fett, das er im Körper angesetzt hat, nicht mehr und nicht weniger. Fällt es Ihnen schwer, das zu glauben und anzunehmen? Das geht mir auch so, ich musste mir auch immer wieder klarmachen: Fett ist (nur) Fett, nichts anderes.

Schauen Sie sich doch einmal den nächsten (Kino-)Film oder die nächste Werbung unter diesem Aspekt an: Wer ist dick, wer ist schlank und wie erfolgreich und sympathisch wirken diese Menschen auf Sie? Dann schauen Sie sich die Menschen in Ihrem Freundeskreis, in Ihrer Stadt an: *Wie ist die Realität?*

Frau – Mann – oder ...?

Viele dicke Menschen fühlen sich in Bezug auf ihr Geschlecht als Neutrum. Oder sie werden von ihrer Umgebung so gesehen. Allenfalls werden sie als nett bezeichnet, man kann mit ihnen Spaß haben oder gut reden. Man kann sich auf sie verlassen, sie sind hilfsbereit und zuverlässig – aber sie sind niemand, mit dem man flirten oder sogar eine Beziehung eingehen kann.

Fragen Sie sich doch einmal, was Sie an anderen Menschen attraktiv finden. Wen finden Sie besonders weiblich oder männlich? Was ist ausschlaggebend dafür, dass Sie jemanden so definieren? Was heißt eigentlich männlich/ weiblich?

Stellen Sie sich jetzt einmal eine besonders weibliche Frau vor. Wie sieht sie aus? Welche Kleidung trägt sie? Was finden Sie an ihr »weiblich«? An wen erinnert sie Sie? Wie stellen Sie sich einen »männlichen« Mann vor, wie sieht er aus? Was für Kleidung trägt er, was ist an ihm männlich? Jetzt betrachten Sie sich selbst: Finden Sie sich weiblich oder männlich (unabhängig vom Geschlecht)? Was heißt es für Sie, sich als Frau/als Mann zu fühlen?

Es gilt in unserer Gesellschaft als sehr »unweiblich«,

stark und robust auszusehen, weibliche Frauen müssen zart und weich sein und auf alle Fälle schlank. Vielleicht noch ein paar Kurven an den richtigen Stellen haben. Sie sind natürlich sportlich durchtrainiert, aber trotzdem zart. Sie essen grundsätzlich Salat und lassen sogar den noch stehen. (Das jedenfalls ist *mein* übernommenes Bild von weiblich.)

Es gilt als unweiblich, tüchtig zu essen. Es gilt aber auch als unweiblich, stark und muskulös zu sein. Dazu möchte ich Ihnen eine Geschichte erzählen: Ich habe neulich bei einem Umzug geholfen und war schon früher da als die meisten der männlichen Helfer. Das Problem war, dass die Kühl-Gefrier-Kombination aus dem Keller als Erstes in den Hänger musste. Der einzige bis zu diesem Zeitpunkt anwesende Mann und ich hatten die Wahl, auf die anderen zu warten oder die Kombination alleine zu schleppen. Also haben wir sie geschleppt. Und ich habe nicht nur geschleppt, sondern musste auch noch die Kellertür aushängen und beiseitestellen, da die Kombination nicht durch die Tür passte. Ich bezweifle sehr, dass der Mann mich in diesem Moment als besonders weiblich angesehen hat.

Was sehen wir als weiblich, was als männlich an? Dieses Thema beschäftigt viele Menschen. Gerade im Umgang mit Tieren kommt das oft zum Tragen. Ich komme darauf, weil ich im Bereich der Psychotherapie unter anderem auch mit meinen Pferden arbeite (Reittherapie). Tiere sind eine Verbindung zu unserer eigenen Natürlichkeit. Sie sind nicht durch Medien oder Vorbilder »verdorben«, sondern sind Vorbilder darin, sich so anzunehmen, wie sie sind, besonders mit ihrem Geschlecht.

Ich habe eine Kaltblutstute namens Momo, die groß und kräftig ist und gut 850 kg auf die Waage bringt. Selbst Tierärzte, die es ja eigentlich besser wissen müssten, sagen immer »er« zu ihr. Körperliche Kraft ist offensichtlich immer noch mit Männlichkeit assoziiert. In meiner Arbeit hilft Momo vielen Frauen, sich mit ihrem Selbstbild auseinanderzusetzen. Denn sie ist bei all ihrer Kraft eine sehr weibliche Stute – die Frauen, die mit ihr zu tun haben, bekommen ein Bild davon, wie es ist, Frau zu sein und trotzdem (oder gerade deswegen) Kraft zu haben.

Umgekehrt ging es einem meiner männlichen Klienten, der etwa 40 Jahre alt und ein sportlicher Typ war. Als ich ihn kennenlernte, habe ich mich gefragt, was er überhaupt beim therapeutischen Reiten wollte. Ich habe ihm dann Momos Zügel in die Hand gedrückt und ihn gebeten, er möge schon einmal mit ihr zum Reitplatz vorgehen. Doch Momo ist mit ihm keinen Meter gegangen, keinen Schritt. Herausgearbeitet haben wir dann, dass er dachte, er müsse als Mann immer stark sein und immer alles mit Kraft machen. Momo hatte darauf reagiert und vermutlich gedacht: »Wenn du eine Kraftprobe möchtest … – das kann ich auch!« Und bei einem Kaltblut hat selbst der kräftigste Mann nicht den Hauch einer Chance. Für den Mann gab es hier viel zu lernen: Wie kann ich Mann sein und trotzdem in Kontakt mit anderen Menschen (Pferden) kommen? Wie kann ich auch einmal weich sein und mich führen lassen, ohne dass ich meine Männlichkeit verliere?

Es ist immer aufschlussreich, welches meiner sieben Pferde die Menschen sich aussuchen. Ich habe beispielsweise mit einem jungen, magersüchtigen Mädchen gearbeitet. Es wollte immer nur auf Momo reiten, die das genaue Gegenteil von ihm war – sie waren ein sehr ungleiches Paar. Das Mädchen hat sehr beschäftigt, dass Momo in ihrer Herde sehr anerkannt war und von allen Menschen geliebt wurde. Es dachte bis dahin, nur wenn man zart und dünn sei, bekomme man Anerkennung. So hat ihm das Pferd Gelegenheit gegeben, sich mit dem eigenen Selbstbild auseinanderzusetzen. Umgekehrt wollte sich eine recht schwere Frau unbedingt auf meinen zierlichen Ponywallach setzen. Sie hatte keine Wahrnehmung ihres Gewichts und davon, was sie dem Pony angetan hätte. Auch dadurch hat sie viel über ihr Selbstbild erfahren.

Das Besondere an der Arbeit mit Pferden ist, dass sie das Verhalten der Menschen spiegeln. Die Menschen werden also mit sich selbst konfrontiert, können dies aber sehr viel leichter annehmen, als wenn ihnen andere Menschen den Spiegel vorhalten würden.

Zu Studienzeiten haben wir auf den Toiletten beschriftete Klebefolien angebracht und eine Umfrage gestartet: »Was heißt eigentlich männlich, was heißt weiblich?« Wir bekamen die unterschiedlichsten Vorschläge, die sich aber alle gegenseitig widersprachen. Die einzige unbestrittene Definition war, dass Frauen ausschließlich X-Chromosomen besitzen, während Männer auch ein Y-Chromosom haben. Diese Definition war sehr unbefriedigend für uns, aber nur auf sie konnten wir uns wirklich einigen. Das heißt: Jeder muss für sich definieren, was weiblich oder männlich eigentlich bedeutet.

Also frage ich Sie:

- Was bedeutet männlich oder weiblich für Sie?
- Fühlen Sie sich als Mann / als Frau?
- Werden Sie von Ihrer Umgebung als Mann / als Frau wahrgenommen?
- Haben Sie Anteile, die Sie als typisch weiblich / typisch männlich definieren (unabhängig von Ihrem Geschlecht)?
- Wie viel Stress bereitet Ihnen dieses gesamte Thema?

Traumgewicht = Traumleben?

Es ist wichtig, ein Bild davon zu haben, was wir beim Abnehmen erreichen wollen und wie unser Leben dann aussehen wird, damit unser Unbewusstes und unsere Energie wissen, worum es geht.

Je klarer dieses Bild ist, desto eher werden wir dieses Ziel erreichen.

Dieses »mentale Training« wird in vielen Bereichen eingesetzt, unter anderem bei Sportlern.

Dazu gibt es folgende Untersuchung: Man hat Basketballspieler in drei Gruppen aufgeteilt. Eine Gruppe hat gar nicht trainiert, die zweite Gruppe hat ganz normal trainiert, und die dritte Gruppe hat sich mental vorgestellt, sie würde trainieren.

Das Ergebnis war überraschend. Natürlich hat sich die erste Gruppe nicht verbessert, da sie gar nicht trainiert hatte. Die zweite Gruppe wurde besser, weil sie trainiert hatte, aber die dritte Gruppe wurde ebenfalls besser, weil sie *mental* trainiert hatte!

Wenn Sie einem Taxifahrer sagen: »Fahren Sie mich

nicht zum Bahnhof«, hat er keine Ahnung, wo Sie hinwollen. Wenn ich Ihnen sage: »Stellen Sie sich keine Katze vor«, wette ich, dass Sie eine Katze im Sinn hatten. (Meine imaginäre Katze ist dabei immer klein und schwarz.)

Unser Unbewusstes kann nicht unterscheiden, ob etwas tatsächlich passiert oder ob wir es uns nur lebhaft vorstellen. Auch unser Energiesystem reagiert auf unsere inneren Bilder. Wenn wir uns uneingeschränkt positive Bilder machen, stärken wir damit unser Energiesystem. Umgekehrt genauso: Wenn wir in Bezug auf unser Traumgewicht noch Stress haben, schwächen wir uns selbst und unsere Lebensenergie reagiert darauf. Wenn wir uns wegen unseres jetzigen Gewichtes verachten und verurteilen, hat dies eine schwächende Wirkung auf unser Energiesystem.

Wichtig für den Anfang ist also, dass wir uns so annehmen, wie wir im Moment sind – unabhängig von dem Gewicht, das wir haben. Als Erstes müssen wir den Stress auf unser aktuelles Gewicht auflösen.

Wie viel Stress bereitet Ihnen Ihr Gewicht im Moment – auf einer Skala von 0 bis 10 (0 = »gar kein Stress«, 10 = »sehr großer Stress«)? Im Praxisteil finden Sie eine Anleitung, diesen Stress aufzulösen (vgl. S. 191).

Wenn Sie ohne Stress in den Spiegel blicken können, kommt der zweite Schritt. Stellen Sie sich Ihr Traumgewicht mit Ihrem Traumleben vor. Malen Sie sich einmal aus, wie Ihr Leben wäre, wenn Sie Ihr Wunschgewicht erreicht hätten. Wo möchten Sie hin?

- Wie würden Sie sich bewegen?
- Wie wäre Ihre Gesundheit?

- Wie wäre Ihre Sexualität?
- Wie würden Ihr Partner/Ihre Freunde/Ihre Kollegen/ Ihre Familie reagieren?
- Wie viel Lebensfreude hätten Sie?
- Wie/was/wann würden Sie essen?
- Wie würden Sie sich kleiden?
- …?

Malen Sie sich ganz konkret aus, wie Ihr Leben wäre, wenn Sie schlank wären. Ist das eine uneingeschränkt positive Vorstellung? Die meisten Menschen fangen an zu schwärmen, wenn sie sich ihr »schlankes« Leben ausmalen: Sie wären nie müde, würden immer alles erreichen, hätten alles unter Kontrolle und das Leben wäre nur schön. Es gäbe keine Konflikte mehr, sie würden nie mehr verlassen oder gekränkt oder verletzt werden, …

Gäbe es in Ihrem Traumleben auch Bereiche, in denen nicht alles so perfekt wäre? Oder hätten Sie vor irgendetwas Angst? Gäbe es Bereiche, in denen sich für Sie nichts ändern würde, die so sind, wie sie sind, unabhängig von Ihrem Gewicht?

Was können Sie für diese Bereiche tun? Was belastet sie dort? Wenn Ihnen diese Bereiche unangenehme Gefühle bereiten, balancieren Sie diese mithilfe der Klopfakupressur. (Eine Anleitung finden Sie auf S. 189.)

Ist Ihr Traumleben wirklich ein Traumleben? Ist es realistisch, so wie Sie es sich erträumen? Ich meine: wirklich realistisch? Können Sie es sich lebhaft vorstellen? In bunten Farben? Können Sie förmlich fühlen, wie Ihr Fett schmilzt und Sie abnehmen?

Ich war mithilfe dieses mentalen Trainings irgendwann

so weit, dass ich mich schlank gefühlt habe, obwohl ich objektiv gesehen noch nicht schlank war. Ich habe damals im Internet eine superschicke Designerhose ersteigert und war völlig fassungslos, dass ich einfach nicht hineingepasst habe. (Inzwischen passe ich natürlich hinein).

Stellen Sie sich vor den Spiegel und schauen Sie sich an (auch wenn Sie sich dabei überhaupt nicht wohlfühlen). Stellen Sie sich wirklich vor, wie das Fett schmilzt und Sie schlanker und schlanker werden. Stellen Sie sich vor, was für Kleidung Sie auf einmal anziehen können. Stellen Sie sich genau vor, wie Sie leichter und beweglicher werden. Stellen Sie sich das immer wieder und wieder vor, üben Sie diese Vorstellung richtiggehend ein! Können Sie sich das vorstellen? Lebhaft und klar? Wunderbar!

Wenn nicht (bei den meisten gelingt es am Anfang nicht), versuchen Sie herauszufinden, woran das liegt. Haben Sie vielleicht keine Idee, was nach dem Abnehmen anders sein könnte? Oder stellen Sie fest, dass sich in Ihrem Leben nicht viel verändern wird, wenn Sie abnehmen? Können Sie sich nicht vorstellen, dass Sie jemals abnehmen werden? Ist Ihr Traumgewicht wirklich das Gewicht, das Sie haben wollen? Oder denken Sie, so viel *müssten* Sie wiegen? Was wäre *Ihr* Wohlfühlgewicht?

Je öfter Sie diese Übung machen, desto mehr verankert sich das Bild von Ihrem schlanken Selbst in Ihrem Unterbewusstsein.

4. Ein Blick auf Ihr Leben

Wie sind Sie mit und in Ihrem Körper aufgewachsen?

Wie wir uns in (mit) unserem Körper fühlen, das hängt auch eng damit zusammen, wie wir aufgewachsen sind. Welches Körperbild haben uns unsere Eltern vermittelt? Sind wir früher gehänselt worden wegen unseres Gewichts? Sind wir ausgelacht worden, weil wir so unförmig waren und beim Sport immer die Schlusslichter? Waren wir gar schlank, aber unsere Eltern fanden uns zu dünn und haben uns erst einmal »so richtig aufgepäppelt«?

Schreiben Sie bitte auf, welche Erinnerungen Ihnen einfallen, die sich auf Ihren Körper und auf Ihr Gewicht beziehen.

_____

_____

_____

_____

_____

_____

Schreiben Sie bitte dazu, wie Sie sich jetzt fühlen, wenn Sie sich daran erinnern. Wenn es schlimm für Sie ist, bewerten Sie die Intensität des Gefühls auf einer Skala von 0 bis 10 (0 = »gar nicht schlimm«, 10 = »furchtbar«). Lösen Sie dann den Stress in den einzelnen Situationen durch Klopfen auf (vgl. Anleitung auf S. 189).

Diese Erinnerungen sind oft noch nicht verheilt, sie bestehen als Wunden in unserem Energiesystem weiter. Oft versuchen wir, diese noch vorhandenen Wunden in unserem jetzigen Leben zu heilen.

Eine meiner Klientinnen war schon als Kind dick. Die schlimmsten Momente erlebte sie immer im Sportunterricht, wenn Mannschaften gebildet werden sollten. Sie war als Unsportlichste die Letzte, die ausgewählt wurde. Diese Erinnerung prägte sie so tief, dass sie auch heute noch in Stress gerät, wenn es darum geht, (Arbeits-) Gruppen zu bilden, gewählt zu werden oder Ähnliches. Auch wenn sie jetzt beliebt und anerkannt ist, bekommt sie in solchen Situationen immer noch Angst.

Eine andere Klientin entwickelte sich als Kind sehr früh, bekam als Erste in ihrer Klasse einen Busen und weibliche Formen und ebenfalls als Erste ihre Regel. Die Klassenkameraden lachten sie deswegen sehr aus, machten sich über sie lustig und schlossen sie aus. Bis heute schämt sie sich ihrer weiblichen Formen sehr und versucht immer noch krampfhaft abzunehmen, obwohl sie objektiv gesehen eine gesunde Figur hat.

Genau so wie unser Gefühl zu unserem Körper wurde auch unser Verhältnis zum Essen in der Kindheit geprägt. Als wir klein waren, bekamen wir unser Essen von unseren Eltern. Wenn wir schrien, mussten sie herausfinden, weswegen. Hatten wir Hunger, waren wir traurig, waren wir wütend, fühlten wir uns allein? Wenn sie uns etwas zu trinken (zu essen) gegeben hatten, waren wir in der Regel ruhig. Also gab es immer, wenn sie wollten, dass wir ruhig waren, etwas zu essen. Das funktioniert bis heute so. Damit wir ruhig sind (und nicht traurig, wütend, ängstlich oder einsam), essen wir, dieses Muster haben wir verinnerlicht.

Viele Eltern belohnen und trösten ihr Kind mit Süßigkeiten – sie sind etwas Besonderes. Kinder lernen daraus, dass es ihnen besser geht, wenn sie etwas Süßes essen. Dieses Muster funktioniert bis heute. Wenn ich einen harten Tag hatte, gönne ich mir zum Nachtisch etwas Leckeres. Wenn ich eine unangenehme Aufgabe erledigen soll, versüße ich sie mir mit Schokolade (als Nervennahrung).

Als Kind wurde ich in eine Kinderkur verschickt. Dort durften wir Kinder erst vom Tisch aufstehen, wenn alle (!) ihr Essen aufgegessen hatten. Aus Angst vor dieser Regel stopften wir alles in uns hinein, was uns vorgesetzt wurde.

Haben Sie gelernt, dass Sie ihren Teller aufessen müssen? Damit es schönes Wetter gibt, damit Mutti nicht traurig ist – einen Löffel für Oma, einen für Opa … So kann es sein, dass uns das natürliche Sättigungsgefühl systematisch abtrainiert wurde. Gilt heute im Restaurant immer noch die Devise: »Lieber den Magen verrenken als dem Wirt was schenken!«? Es gibt viele Menschen, die es nicht ertragen können, ihren Teller nicht aufzuessen und Essen stehen zu lassen. Noch schlimmer ist es für sie, Essen wegzuwerfen, weil es schlecht geworden ist.

Mussten Sie als Kind immer regelmäßig drei Mahlzeiten einnehmen? Bis heute ist es bei der Mutter meines Freundes so: Es muss jeden Tag gefrühstückt werden – auch wenn es eine Stunde später wieder Mittagessen gibt, pünktlich natürlich.

Auch die Pubertät war für viele Männer und Frauen (und deren Eltern) eine prägende Zeit, in der sie besonders verletzlich waren. Der Körper veränderte sich, ob sie wollten oder nicht. Sie wussten auf einmal nicht mehr, wer sie waren und was mit ihnen vor sich ging.

Haben sich Ihre Eltern in der Pubertät über Sie lustig gemacht? Hat Ihnen jemand erklärt, was mit Ihnen passiert, haben Sie sich verstanden und aufgehoben gefühlt? Oder haben Sie daraus geschlossen, dass mit Ihnen etwas nicht stimmt, dass Sie so, wie Sie sind, nicht »richtig« sind? Waren Sie stolz auf Ihren Körper oder war er nur ein lästiges Übel, das ein Eigenleben entwickelte und Sie in Schwierigkeiten brachte? Dessen Sie sich sogar schämten?

Auch wenn ich sehr provokativ frage – die Erfahrung hat gezeigt, dass unser Verhältnis zu unserem Körper ausschlaggebend dafür ist, wie wir mit ihm umgehen. Wenn ich meinen Körper als etwas Wertvolles betrachte, dann werde ich ihn auch gut behandeln. Wenn für mich mein Körper aber schon immer sehr lästig war und ich kein positives Körperbild habe, fühle ich mich in meinem Körper fremd und unwohl und behandle ihn entsprechend.

Es gibt in der deutschen Sprache kein Wort für »Ich-Körper«, es heißt immer: »mein Körper und ich«, als wäre der Körper etwas, was nicht zu mir gehört. Diese Unterscheidung von Körper – Geist – Seele ist aber nur eine theoretische. Alles, was wir fühlen, zeigt sich in unserem Körper, und unser Körper mit seinem Energiesystem beeinflusst wiederum, wie wir uns fühlen. Viele Körpertherapien basieren darauf, die Menschen wieder in ihren Körper zurückzuführen.

Wenn Sie sich mit dem Thema Abnehmen beschäftigen, heißt das gleichzeitig, dass Sie sich mit Ihrer Körperlichkeit auseinandersetzen müssen. Dort sind alle Erfahrungen gespeichert, die Sie in Ihrem Leben gemacht haben. Abnehmen heißt also nicht nur, weniger Kalorien zu sich zunehmen und ein paar Kilogramm zu verlieren, sondern Abnehmen ist auch eine Auseinandersetzung mit mir selbst – dem »Ich-Körper«.

Gewichtskurve(n): Wann in Ihrem Leben waren Sie dick oder dünn?

In diesem Kapitel geht es darum, einen Überblick zu bekommen, wie die individuellen »Gewichtskurven« in Ihrem Leben verlaufen. Das dient dazu, mehr über die Hintergründe des Gewichts zu erfahren.

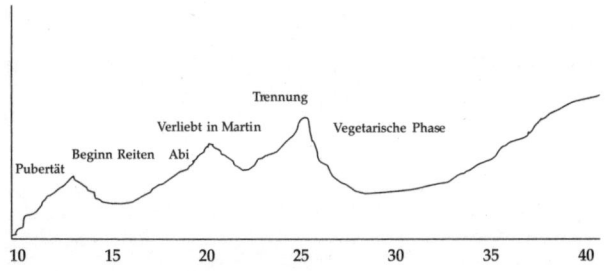

Nehmen Sie sich ein großes Stück Papier, zeichnen Sie an der waagrechten Achse Ihr Lebensalter ein und an der senkrechten Achse das Gewicht. Schreiben Sie Ihre Lebensstationen und Ihre Lebensthemen auf. Wie haben Sie sich in Ihren einzelnen Lebensabschnitten gefühlt?

Wenn jemand dick geworden ist, als sich der Partner / die Partnerin von ihm getrennt hat, ist der Zusammenhang ziemlich eindeutig. Aber wenn jemand »aus heiterem Himmel« zugenommen hat, ist es schon schwieriger. Manchmal kommt das Gewicht auch schleichend, hier ein Kilo und da eines, dort ein Kilo im Urlaub, hier gleich ein paar zu Weihnachten usw.

Dann gibt es Zeiten, in denen wir abgenommen haben, vielleicht sogar ohne etwas dafür zu tun. Was war da in unserem Leben los? Auch die guten Zeiten geben uns wertvolle Hinweise.

Nehmen Sie sich wirklich Zeit, diese Kurve zu erarbeiten. Vielleicht helfen Ihnen alte Fotos dabei.

Wann haben Sie am meisten gewogen? Wie viel? Wie haben Sie sich damals gefühlt? Wie sah Ihr Leben aus? Was haben Sie gemacht, um auf so viel Gewicht zu kommen?

_____

_____

_____

_____

_____

Wann waren Sie zufrieden mit Ihrem Gewicht? Wie haben Sie sich dabei gefühlt? Wann haben Sie erfolgreich abgenommen? Wie haben Sie das gemacht?

_____

_____

_____

_____

Wie wohl fühlen Sie sich im Moment in Ihrem Körper (auf einer Skala von 0 = »gar nicht wohl« bis 10 = »äußerst wohl«)?

Wie sehr genießen Sie das Essen (von 0 = »gar nicht« bis 10 = »sehr«)?

Stellen Sie sich vor, Sie lernen jemanden kennen, der gern Ihr Problem hätte, der also gern zunehmen möchte: Welche Gebrauchsanweisung könnten Sie diesem Menschen geben? – »Am besten fängst du so an … und achtest auch darauf, dass …«

_____

_____

_____

_____

_____

Das bin *ich* mit diesem Gewicht – das Erbe der Generationen

Sie haben entweder selbst noch den Zweiten Weltkrieg mit all seinen Auswirkungen, mit Angst, Hunger und Not erlebt oder Ihre Eltern und Großeltern haben ihn erlebt. Dieses Trauma ist meiner Meinung nach überhaupt noch nicht verarbeitet. Meine Großmutter fing bis zu ihrem Lebensende immer an zu weinen, wenn sie von der Kriegszeit sprach. Auch wenn mittlerweile die Städte wiederaufgebaut und fast alle äußeren Spuren des Krieges beseitigt sind, leben die Kriegserlebnisse in unseren Köpfen und besonders in unserem Energiesystem weiter. Die schlimmen Erlebnisse der Menschen in der Kriegs- und Nachkriegszeit haben massive Störungen im Energiesystem hervorgerufen, die wiederum von Generation zu Generation weitergegeben werden. Es gilt in der energetischen Arbeit immer, zu überprüfen, ob eine Störung im Energiesystem *geerbt* ist oder *zu uns selbst* gehört.

Ein Trauma des Krieges besteht in der Erfahrung, dass es damals nicht genug zu essen gab, dass Menschen hungerten oder sogar vor den Augen anderer verhungerten. Meine Großmutter sagte immer: »Iss, Kind, wer weiß, wann es wieder etwas gibt.« Diesen Ausspruch habe ich als Kind nicht verstanden, gab es doch immer und überall etwas zu essen. Aber vor dem Hintergrund des Lebens meiner Großmutter machte er Sinn: Sie musste jahrelang von der Hand in den Mund leben und wusste nie genau, wovon sie ihre Kinder ernähren sollte. Daraus resultierten Ernährungsgewohnheiten und -regeln. Den Teller leer zu essen war nicht nur in meiner Familie wichtig. Es kursierten viele geflügelte Worte zu diesem Thema, beispielsweise: »Erst wenn der Teller leer gegessen ist, gibt es gutes Wetter.« Ein weiterer beliebter Spruch war: »Lieber den Magen verrenken als dem Wirt was schenken.« In vielen Familien existieren noch heute solche Essensregeln, und den Kindern wird dadurch systematisch das natürliche Sättigungsgefühl abtrainiert. Wie gesagt, in Kriegszeiten war das ganz wichtig, um das eigene Leben zu retten, aber in der heutigen Zeit ist es dadurch für uns umso schwerer, unser Gewicht zu halten oder sogar abzunehmen.

Auch energetisch gesehen wirkt dieses Trauma des Hungerns immer noch in uns, es wird von Generation zu Generation weitergegeben. Und wenn wir dieses Trauma nicht loswerden, haben wir weiterhin die Angst in uns, nicht genug zu essen zu bekommen – trotz reich gefüllter Geschäfte und Märkte. Ich hatte schon Klienten, die jeden Tag einkaufen gingen: und zwar nur das, was sie für den jeweiligen Tag brauchten. Es war ihnen nicht möglich, Vorratshaltung zu betreiben, weil sie immer alles aufessen mussten. Andere durften nicht zulassen, dass Nahrungsmittel verdarben und weggeworfen werden mussten. Auch sie kannten die Essensregel, immer alles aufzuessen, und hatten ein fast körperliches Unbehagen allein bei der Vorstellung, sie würden Nahrung in den Müll werfen. Dies war besonders bei Müttern der Fall, die oft die Reste der Kinder aufaßen. Diese Reste summierten sich mit der Zeit.

Welches »Erbe« haben Sie von Ihren Vorfahren mitbekommen, welche Essensregeln gab es bei Ihnen? Welche Normen gab es in Ihrer Familie zum Thema Gewicht?

_____

_____

_____

_____

_____

_____

_____

In der Arbeit mit meinen Klienten teste ich mit dem Muskeltest immer die Sätze: »Das bin *ich* mit diesem Gewicht« oder »Das ist jemand anderes mit diesem Gewicht«. Ganz häufig müssen wir zunächst die Angst und die Erlebnisse anderer in uns balancieren, damit der Weg frei wird zu unserem persönlichen Wohlfühlgewicht. Wie das geht, erfahren Sie auf S. 176.

Geistige Nahrung – Nahrung für die Seele

Die Beschäftigung mit dem Abnehmen und dem Essen kostet oft viel Energie und Zeit. Wenn sich nun all Ihre Energie nicht mehr darauf stürzen würde, dass Sie unbedingt abnehmen wollen – wohin würden Sie dann gehen wollen, was sind Ihre Lebensziele? Was würden Sie mit Ihrer Energie anfangen, womit würden Sie sich beschäftigen?

Wir alle brauchen eine Aufgabe im Leben, die uns ausfüllt und zufrieden macht. Wir brauchen das Gefühl, irgendwo dazuzugehören, etwas Sinnvolles zu tun und uns weiterzuentwickeln und zu wachsen. Manchmal ist es schwierig, diesen Platz im Leben zu finden, und es ist leichter, sich mit Essen und Nichtessen zu beschäftigen. Das Thema Abnehmen kann uns so sehr in Beschlag nehmen, dass wir uns manchmal nicht mehr spüren können und auch nicht merken, dass mit unserem Leben etwas nicht stimmt. Manchmal fühlen wir uns ganz mutlos und denken, dass wir nicht mehr vom Leben erwarten können als zu arbeiten, zu essen und zu schlafen. Was ist unser Sinn im Leben? Haben wir ihn gefunden oder ist das Essen der Sinn?

Leben Sie, um zu essen, oder essen Sie, um zu leben? Was gibt es in Ihrem Leben, was Sie »nährt«, was Sie zufrieden und glücklich macht? Worauf freuen Sie sich?

- Wie ist Ihr jetziges Leben, sind Sie zufrieden und glücklich?
- Haben Sie eine Arbeit, die Sie erfüllt und Ihnen Spaß macht? (Auch Hausarbeit und Kindererziehung ist Arbeit, selbst wenn sie nicht so bezahlt wird, wie es eigentlich nötig wäre.)
- Haben Sie eine Beziehung und/oder eine Familie, in der Sie lieben und geliebt werden?
- Haben Sie einen Freundeskreis, in dem Sie sich zu Hause und angenommen fühlen?
- Haben Sie Hobbys und Interessen, die Ihrem Leben die richtige Würze geben?
- Wo fehlt Ihnen etwas? Ist Essen Ersatz für einen dieser oben genannten Bereiche?
- Was verhindert Ihr Gewicht?
- Welche seelische und geistige Nahrung bekommen Sie?
- Haben Sie das Gefühl, Ihren Platz in der Welt gefunden zu haben?

Wenn Sie die oben genannten Fragen beantwortet haben, werden Sie Bereiche gefunden haben, in denen Sie sich wohlfühlen, in denen Sie sich ausgelastet und glücklich fühlen. Aber vielleicht sind Bereiche vorhanden, in denen Sie wissen (oder ahnen), dass dort etwas fehlt. Was könnten Sie tun, um die geistige und seelische Nahrung zu bekommen, die Sie brauchen?

Ich weiß, dass das ein großes Lebensthema ist. Aber wenn es in diesem Buch ums Abnehmen geht, bedeutet das gleichzeitig auch, dass wir uns die Nahrung zukommen lassen müssen, die wir wirklich benötigen. Essen ist kein gesunder Ersatz dafür, wenn uns etwas anderes fehlt. Abnehmen heißt nicht nur, eine Zeit lang weniger Kalorien zu uns zu nehmen, sondern zu lernen, wie es uns gelingen kann, alle Bereiche in unserem Leben so zu gestalten, dass sie uns »nähren«.

Damit gelangen wir zum nächsten Kapitel, in dem es um unsere Bedürfnisse geht.

Persönliche Bedürfnisse – Krieg oder Frieden?

Die meisten Kinder kennen die Bedürfnisse, die sie haben, sehr gut. Sie wollen ausgerechnet dann toben, wenn die Eltern müde daniederliegen; wenn die Eltern es eilig haben, finden sie alles andere interessanter, als sich anzuziehen, und wenn sie etwas wollen, können sie ganz schön Theater machen, um es zu bekommen.

Bei vielen Abnehmwilligen, die zu mir kommen, ist es genau andersherum: Sie tun immer alles für die anderen und haben selbst das Gefühl, dass sie nicht das Recht auf eigene Bedürfnisse haben. Die Mutter sorgt für alle anderen in der Familie; der Vater ist nur damit beschäftigt, Geld zu verdienen, damit er seiner Familie etwas bieten kann. Viele Arbeitnehmer opfern sich in ihrem Beruf auf, aus Angst um ihren Arbeitsplatz oder weil sie etwas im Beruf erreichen wollen.

Die eigenen Bedürfnisse sind etwas, was uns manchmal

in unserem Lebensplan in die Quere kommt, sie suchen sich auf die unterschiedlichste Weise einen Weg, erfüllt zu werden. Manchmal versuchen wir, mit Ersatzhandlungen unsere Bedürfnisse zu erfüllen. Doch leider funktioniert das nicht wirklich. Zu viel zu essen ist oft der Versuch, ein Bedürfnis zu stillen. Essen hat also eine Funktion für Sie. Fragen Sie sich bitte Folgendes:

- Wie gut sorgen Sie für sich?
- Kennen Sie Ihre Bedürfnisse?
- Ist es für Sie in Ordnung, Bedürfnisse zu haben?
- Können Sie diese Bedürfnisse auch durchsetzen?
- Haben Sie ein schlechtes Gewissen, wenn Sie sich durchsetzen?
- Welche Bedürfnisse erfüllt das Essen für Sie?

Schauen Sie auf die folgende Liste und überlegen, ob Sie versuchen, die folgenden Bedürfnisse mit Essen zu erfüllen:

- Nahrung
- Genuss
- Entspannung
- Liebe
- Zärtlichkeit
- Sexualität
- Freundschaft
- Zuwendung
- Anerkennung
- Trost
- Belohnung

- Pausen, Rückzug
- Das Bedürfnis nach etwas »ganz Besonderem«
- Lebensinhalt
- Geistige Nahrung
- Etwas gegen Langeweile
- Hilfe gegen Frust
- Lebenshilfe
- …?

Gefühle – Landkarte oder Chaos?

Unsere Gefühle machen zum größten Teil unsere Lebendigkeit aus, sie sind also die Würze des Lebens. Gerade die sogenannten positiven Gefühle tragen zu unserer Lebensqualität bei. Gefühle können uns helfen, unseren Alltag zu bewältigen und uns in unserem Leben zurechtzufinden. Oder sie können dafür sorgen, dass unser Leben schmerzhaft und chaotisch wird. Denn manche Gefühle sind sehr unangenehm, und wir möchten sie möglichst vermeiden.

Manchmal ist es leichter, Gefühle nicht zu fühlen, sondern mit einem guten Essen hinunterzuschlucken. Wenn wir gut gegessen haben, fühlen wir uns angenehm satt und müde, und unsere Gefühle lassen uns für einen Moment in Ruhe. Was schlucken Sie vielleicht mit dem Essen hinunter? Welches Gefühl ist so unangenehm, dass Sie es am liebsten gar nicht mehr spüren möchten? Welche Ereignisse und Situationen in Ihrem Leben haben Sie noch nicht verdaut, liegen Ihnen noch schwer im Magen? Was mussten Sie früher einfach schlucken?

Wenn Sie Ihre Ernährung umstellen, um abnehmen zu können, kann es sein, dass Sie Ihre Gefühle und Bedürfnisse nicht mehr so einfach hinunterschlucken können; es kann sein, dass die Funktion, die Essen für Sie hat, nicht mehr erfüllt wird und Sie mit Gefühlen und Bedürfnissen konfrontiert werden, die Sie vielleicht lange nicht bemerkt haben. Deswegen ist es gut zu wissen, was auf Sie zukommt.

WICHTIG

Sie können mit den Methoden der Energiearbeit lernen, mit Gefühlen und Bedürfnissen anders umzugehen als zu essen.

Dafür ist es aber wichtig, dass Sie diese in etwa kennen. Schauen Sie auf die folgende Liste: Welche Gefühle davon kennen Sie gut, welche nicht? Welche machen Ihnen das Leben schwer, womit können Sie gar nicht umgehen?

- Scham
- Ekel
- Wut
- Traurigkeit
- Verachtung anderer und seiner selbst
- Einsamkeit
- Hilflosigkeit
- Wertlosigkeit
- Ausgegrenztsein, sich nicht angenommen fühlen
- Opferrolle
- Schwächegefühl
- Minderwertigkeitsgefühl

- Das Gefühl, dumm zu sein
- Antriebslosigkeit, sich wie gelähmt fühlen
- Faulheit
- Schuldgefühl
- Selbstbestrafung
- …?

Erstellen Sie eine »Hitliste« der negativen Gefühle – welches Gefühl ist das unangenehmste für Sie? Welches Gefühl darf überhaupt nicht auftreten? Gibt es ein oder mehrere, die Sie immer wieder regelrecht überfallen? Was tun Sie dann?

Probieren Sie mit der Anleitung »Negative Gefühle« auf S. 189 aus, wie Sie sich helfen können, wenn diese Gefühle auftreten.

Essen ist mehr – was bedeutet Essen für Sie?

Nehmen Sie sich einen oder mehrere Tage vor, an denen Sie jedes Mal, wenn Sie etwas essen, die nachfolgende Tabelle ausfüllen. Bitte bewerten Sie nicht, was und wie viel Sie essen, versuchen Sie nichts an Ihren Essgewohnheiten zu verändern, und genieren sich nicht, wenn Sie etwas essen, was Sie vielleicht nicht essen sollten (Wer sagt das überhaupt?). Die Tabelle dient dazu, etwas über die Hintergründe des Essens zu erfahren. Ganz wichtig ist es, herauszufinden, *wozu Sie essen, welche Funktion das Essen für Sie hat* – natürlich neben der Tatsache, dass Sie sich ernähren müssen. Mit diesen Informationen können wir später weiterarbeiten.

Bitte geben Sie sowohl beim Hunger als auch beim Appetit Ihren Skalenwert an: Wie viel Hunger / Appetit haben Sie in dieser Situation (von 0 = »überhaupt keinen Hunger / Appetit« bis 10 = »riesigen Hunger / Appetit«)?

In der Spalte »Gefühl?« schreiben Sie bitte das zu dieser Situation zugehörige Gefühl auf. Wenn das Essen an diesem Gefühl etwas ändert, vermerken Sie das bitte auch!

Diese Tabelle wird Sie dabei unterstützen, die Funktion zu erkennen, die das Essen für Sie hat. Wenn Sie zum Beispiel immer wieder notieren, dass Sie traurig (wütend, ängstlich, gelangweilt, überfordert usw.) sind, wenn Sie essen wollen, dann haben Sie die Möglichkeit, mithilfe der Anleitung »Negative Gefühle« auf S. 189 anders mit Ihren Emotionen umzugehen. Sie müssen nicht mehr Ihrem normalen Muster des Essens folgen.

Wann?	Was?	Hunger 0–10	Appetit 0–10	Gefühl?

Die innere Dicke/der innere Dicke – immer dabei

Wir leben in unterschiedlichen »Systemen«, die unterschiedliche Anforderungen an uns stellen. Ein System ist vergleichbar mit einem Mobile, bei dem alle Teile miteinander verbunden und im Gleichgewicht sind. Will sich ein Teil verändern – und das wollen Sie schon allein dadurch, dass Sie abnehmen wollen –, müssen die anderen Teile des Mobiles sich mit verändern, um das Gleichgewicht wiederherzustellen. Manchmal wehren sich die anderen Systemteile gegen eine Veränderung, das macht es so schwierig, für sich selbst etwas zu erreichen. Wenn Sie abnehmen wollen, werden Sie Ihre Ernährung umstellen, aber auch in Ihrem Leben wird einiges passieren. Wie werden die Menschen in Ihrer Umgebung darauf reagieren? Wer möchte, dass Sie sich verändern, und wer möchte, dass alles so bleibt, wie es ist?

Das wichtigste System besteht in unserer Kernfamilie. Aber auch an unserem Arbeitsplatz, im Freundeskreis oder Sportverein befinden wir uns in einem System. Durch unsere unterschiedlichen Rollen in diesen verschiedenen Systemen kommt es zwangsläufig zu Konflikten, wir sind hin- und hergerissen, wissen nicht, wie wir uns verhalten sollen, und manchmal kommt es dann zu einer »Übersprunghandlung«. Bei einer Übersprunghandlung machen wir erst einmal irgendetwas, weil wir uns nicht entscheiden können, was zu tun ist. Diese Übersprunghandlung kann darin bestehen, dass wir essen, um den in uns tosenden Konflikt nicht mehr zu spüren. Wir essen uns träge, um nicht handeln zu müssen, berauben uns aber damit unserer Kraft und Energie für den Konflikt, den es zu lösen gilt. Diese Übersprunghandlung ist eine weitere Funktion, die das Essen für uns haben kann.

Eine berufstätige Mutter soll beispielsweise in ihrer Familie liebevoll und fürsorglich sein, sie soll sich an ihrer Arbeitsstelle selbstbewusst durchsetzen und eine eher harte Geschäftsfrau sein, im Freundeskreis die nette Freundin und in ihrer Beziehung attraktiv und sexy. Aus diesen unterschiedlichen Anforderungen resultieren zwangsläufig Konflikte.

Denken Sie einmal über folgende Fragen nach:

- In welchen Systemen, in welchen Kreisen bewegen Sie sich?
- Welche Rollen füllen Sie in diesen Kreisen aus?
- Welche Konflikte ergeben sich aus diesen unterschiedlichen Rollen?
- Wie gehen Sie damit um?
- Welches sind die Rollenkonflikte, die Sie am meisten belasten?
- Was hilft Ihnen in derartigen Situationen?

Auch wir selbst mit all unseren Persönlichkeitsanteilen sind ein System, wir haben mehrere Anteile in uns, die durch verschiedene »Stimmen« repräsentiert werden. Wir alle haben eine »Dicke« oder einen »Dicken« in uns, die oder der all unser Bemühen sabotiert, unser Wohlfühlgewicht zu erreichen. Andererseits haben wir aber auch eine Stimme in uns, die dafür sorgt, dass wir abnehmen und uns gut ernähren wollen. Vielleicht gibt es noch einen Anteil, der einfach nur leben möchte, ohne an die Konsequenzen zu denken – oder einen eher spartanischen

Anteil, für den das Leben aus Arbeit und Pflichterfüllung besteht. Auch zwischen diesen Anteilen, diesen Stimmen kann es zu einem Konflikt kommen. Sie sind hin- und hergerissen zwischen dem Wunsch, dass Sie wirklich abnehmen wollen, und dem, dass Sie Ihr Leben genießen möchten. Welche Stimme gewinnt bei Ihnen?

Welche Stimmen in uns haben noch etwas über unser Gewicht und unser Essen zu sagen? Wer gehört zu unserem »inneren Team«? Jeder Anteil, jede Stimme hat eine wichtige Funktion für unser Leben: Uns ist nicht damit gedient, eine der Stimmen loswerden zu wollen. Hilfreicher ist es, diese Stimmen für eine Zusammenarbeit zu gewinnen; denn diese Zusammenarbeit gewährleistet, dass wir nicht zu einseitig werden in unserem Leben.

Wir können die innere Dicke, den inneren Dicken als Teil unseres Systems annehmen, sie sind einfach ein Teil von uns, der zu uns gehört. Um sie besser zu verstehen, können wir uns fragen:

- Welche Funktion und Leistung erfüllen sie für uns?
- Wofür sind sie gut?
- Für wen sind sie die Gegenspieler?
- Welche Absicht haben sie?
- Sind die Methoden adäquat?
- Welche Methoden würden das gleiche Ziel erreichen ohne die unerfreulichen Nebenwirkungen?

Dabei ist es sehr wichtig, zu sehen, dass sie »nur« ein Teil von uns sind, dass wir aber auch andere Teile haben. Durch die adäquate Funktion, die sie haben, und den heilsamen Gegenspieler sind sie nicht länger innerer Widersacher, sondern ein wertvolles Mitglied des inneren Teams.

Ich liebe mich ... oder?

Oft fühlen wir uns, so wie wir sind, nicht in Ordnung. Wir meinen, wir seien erst liebenswert, wenn wir unser Zielgewicht erreicht haben. Als Dicke seien wir für andere nur eine Zumutung. Unser Leben sei erst lebenswert, wenn wir dieses Gewicht erreicht haben. Unsere Pfunde hinderten uns daran, unser Traumleben zu führen. Wir nehmen uns also nicht so an, wie wir sind. Und das wirkt sich wiederum auf unser Selbstbewusstsein aus. Wir denken: »Jeder kann sehen, dass wir Probleme haben, sonst wären wir ja nicht so dick!« Und unser Gewicht können wir nicht wegleugnen oder überspielen.

Obwohl wir in einer modernen und aufgeklärten Gesellschaft leben, glauben die allermeisten Menschen an eine Verbindung von Gewicht und Kompetenz – je mehr Gewicht ein Mensch hat, als desto weniger kompetent wird er eingeschätzt. Umgekehrt werden schlanke Menschen für kompetent und selbstbewusst gehalten.

Hier spätestens beginnt unser Teufelskreis: Wir lieben uns nicht so, wie wir sind. Das führt dazu, dass wir uns in unserer Haut nicht wohlfühlen. Wir schämen uns, es geht uns schlecht. Wenn wir essen, geht es uns einen kleinen Moment lang besser, das Gewicht ist in diesem Moment nicht so wichtig. Wenn wir gegessen haben – meistens mehr, als uns guttun würde –, nehmen wir jedoch zu.

Damit geht es uns noch schlechter, weil wir noch mehr Gewicht zugelegt haben, wir fühlen uns schuldig und unfähig, weil wir nicht diszipliniert genug sind. Das wiederum schlägt sich noch stärker auf unser Selbstbewusstsein nieder, das langsam gegen null geht. Also essen wir weiter …

Was wird wirklich grundlegend anders sein, wenn wir unser Wunschgewicht erreicht haben? Wie kommen wir aus unserem Teufelskreis heraus? Sicher haben Sie schon hundertmal gehört: »Erst wenn wir uns so annehmen, wie wir im Moment sind, können wir uns auch ändern.« Das ist leider nicht so einfach, wie es sich anhört. Sie werden sicher ganz davon überzeugt sein, dass Sie sich mit diesem Gewicht niemals lieben werden.

Doch was macht eigentlich Ihre Person aus, was sind Sie für ein Mensch? Schreiben Sie zehn Eigenschaften und Merkmale auf, die Sie an sich mögen.

1 _____

2 _____

3 _____

4 _____

5 _____

6 _____

7 _____

8 _____

9 _____

10 _____

Ist es Ihnen leicht- oder schwergefallen, zehn positive Eigenschaften aufzuschreiben? Wenn es Ihnen leichtgefallen ist, gratuliere ich Ihnen, dann ist das mit Ihrem Gewicht nicht mehr so wichtig, oder?

Wenn es Ihnen nicht leichtgefallen ist, zehn positive Eigenschaften zu finden, dann gehören Sie zu der großen Mehrheit der Menschen.

Vielen fällt es nicht leicht, etwas Gutes über sich selbst zu sagen. Ich habe als Kind immer wieder den Satz gehört: »Eigenlob stinkt.«

Kennen Sie ihn auch?

Ernten Sie kritische Blicke, wenn Sie auf eine gute eigene Leistung stolz sind und das auch zeigen?

Wurden Sie vielleicht sogar ermahnt oder heruntergeputzt?

Ich hatte eine Klientin, die sehr mit ihrem Gewicht kämpfte. Sie kleidete sich außerdem sehr unvorteilhaft und sorgte immer wieder dafür, dass sie »dumm dastand«. Das ging so weit, dass sie an ihrer Arbeitsstelle nicht das leistete, was sie eigentlich konnte.

Irgendwann im Laufe unseres Gesprächs hörte ich heraus, dass sie nicht so sehr Angst davor hatte, zu versagen, sondern Angst davor, erfolgreich zu sein.

So abstrus sich das für den Moment anhörte, machte es aufgrund ihrer Lebensgeschichte durchaus Sinn.

Sie hatte immer wieder erlebt, dass sie Druck bekam – besonders von älteren oder höhergestellten Männern, allen voran von ihrem Vater –, wenn sie zeigte, was sie konnte. Sich als klein, dick und doof darzustellen, war die sicherste Methode, in Ruhe gelassen zu werden.

Doch was würde passieren, wenn sie abnehmen würde? Wenn sie das zeigen würde, was sie konnte? Wenn sie attraktiver und selbstbewusster werden würde?

Das war ihre größte Sorge.

Dick zu sein war die sicherste Methode, sich selbst nicht zu mögen und unattraktiv zu sein.

Sie war in eine Zwickmühle geraten, aus der sie keinen Ausweg mehr wusste.

Es zeigte sich sehr deutlich, dass es nicht damit getan war, ein paar Kilogramm Gewicht zu verlieren. Wichtiger war die Auseinandersetzung mit ihrer Lebensgeschichte.

5. Durch dick und dünn ... nun mal konkret!

Wie ist Ihr Essverhalten?

Wenn Sie schon die Tabelle von S. 93 ausgefüllt haben, konnten Sie wertvolle Informationen zu Ihrem Essverhalten sammeln. In diesem Kapitel geht es darum, grundlegend mehr über Ihr Essverhalten zu erfahren, damit wir später überlegen können, wo Sie am sinnvollsten ansetzen können. Besonders wichtig ist es, etwas über Ihre Fallstricke zu wissen, also über das, was Ihnen beim Abnehmen am meisten zu schaffen macht – weil es genau diese Fallstricke sind, die jeden noch so motiviert begonnenen Abnehmversuch schnell zum Scheitern bringen können.

Also ...

* Was sind Ihre Hauptnahrungsmittel, was essen Sie mengenmäßig oder auch von der Kalorienzahl her am meisten?

  _____

  _____

* Wann essen Sie im Laufe des Tages? Morgens, mittags, abends, nachts oder auch zwischendurch? Wann nehmen Sie Ihre Hauptmahlzeit zu sich? Wann nehmen Sie die meisten Kalorien zu sich?

  _____

- Wie viel essen Sie? Sind Sie dann jeweils gut gesättigt, ist der Bauch voll, oder essen Sie sogar so viel, dass Sie sagen müssen: »Ich kann nicht mehr!«?

  _____

- Aus welchem Grund essen Sie? (Hunger, Appetit, zum Wachwerden, zur Beruhigung, aus Langeweile, aus Frust, zur Belohnung, … vergleiche Tabelle auf S. 93.)

  _____

  _____

  _____

- Gibt es bestimmte Situationen, in denen Sie zu viel oder das Falsche essen? Was haben diese Situationen gemeinsam?

  _____

  _____

  _____

- Gab es Zeiten in Ihrem Leben, in denen Sie besonders viel gegessen haben?

  _____

  _____

- Gab es Zeiten in Ihrem Leben, in denen Sie wenig gegessen haben beziehungsweise ohne Probleme Ihr Gewicht halten konnten?

  _____

  _____

  _____

- Was ist Ihr Lieblingsessen?

- Welches Essen tut Ihnen wirklich gut? Was ist wirklich Nahrung für Sie? Nach was für einer Mahlzeit fühlen Sie sich wach und fit, welche Nahrung gibt Ihnen wirklich Energie?

- Bei welcher Nahrung merken Sie selbst, dass sie Ihnen nicht guttut – aber Sie können nicht anders?

- Können Sie Ihr Essen wirklich genießen? Essen Sie bewusst und nehmen Sie sich Zeit für das Essen?

- Müssen Sie Ihren Teller leer essen? Essen Sie die Reste auf den Tellern der Kinder auf? Können Sie auch etwas auf Ihrem Teller liegen lassen oder sogar Lebensmittel wegwerfen?

- Geht es Ihnen durch »Mehr-Essen« besser? Genießen Sie Ihr Leben, wenn Sie viel essen? Macht Essen Ihr Leben erst lebenswert? Freuen Sie sich auf jeden neuen Tag, weil Sie dann wieder essen dürfen?

- Kochen Sie für andere deren Lieblingsgerichte? Kochen Sie für sich selbst Ihr Lieblingsgericht?

  _____

- Haben Sie manchmal »Fressattacken«? Wenn ja, wann oder in welchen Situationen?

  _____

  _____

Wenn Sie diese Fragen beantwortet haben, wird sich wahrscheinlich schon herauskristallisiert haben, was Essen »mehr« für Sie bedeutet als reine Nahrungsaufnahme. Außerdem zeigen sich auch Fallstricke, auf die Sie achten müssen, wenn Sie abnehmen wollen. Überlegen Sie aufgrund Ihrer Antworten, was es Ihnen schwer oder sogar unmöglich macht, abzunehmen.

Zum Beispiel haben einige meiner Klienten das Problem, dass sie beruflich sehr im Stress sind, den ganzen Tag nicht zum Essen kommen und dann abends solch einen Hunger haben, dass sie wahllos alles in sich »hineinstopfen«, was sie bekommen können.

Andere essen am liebsten abends vor dem Fernseher und merken überhaupt nicht, dass die Tafel Schokolade oder die Tüte Chips schon wieder aufgegessen ist.

Wenn wir mittags unsere Hauptmahlzeit zu uns nehmen, kann es sein, dass wir danach müde und träge werden und am Nachmittag nichts mehr leisten können.

Wenn wir Streit mit unserem Lebenspartner hatten, brauchen wir manchmal ein schönes Essen, um uns wieder zu beruhigen.

Gerade Mütter (oder auch manche Väter?) haben das Problem, dass sie ihre ganze Familie mit Nahrung versorgen müssen, sie sind in Gedanken fast den ganzen Tag lang damit beschäftigt, was es als Nächstes zu essen gibt. Das macht es sehr schwer, sich selbst beim Essen zurückzunehmen.

Ich habe Ihnen im Folgenden die typischen Fallstricke aufgelistet, mit denen sich die meisten meiner Klienten herumplagen.

Hunger – ganz schlimm?

Hunger ist eine überaus wichtige »Erfindung« der Evolution.

Ohne das quälende Hungergefühl hätte bestimmt keiner unserer frühen Vorfahren die Mühen und Gefahren auf sich genommen, sich Nahrung zu beschaffen. Der Hunger hat also dafür gesorgt, dass die Menschheit überlebt hat.

Viele Menschen haben regelrecht Angst vor diesem Hungergefühl.

Dabei ist es nur ein Signal des Körpers, dass er weitere Nahrung möchte, genauso wie Durst darauf hinweist, dass wir trinken müssen, und Frieren bedeutet, dass die Umgebung zu kalt für uns ist und wir für Wärme sorgen müssen.

Hunger ist also ein Signal, aber er bedeutet nicht, dass wir sofort sterben werden, wenn wir erst später etwas essen. Doch viele Menschen fühlen sich genau so, mit dem Ergebnis, dass sie nicht eher ruhen, bis auch das kleinste Ziehen im Bauch verschwunden ist. Dabei schmeckt das Essen doppelt so gut, wenn wir hungrig sind. Wenn wir schon satt sind, ist das Bedürfnis, zu essen, sehr viel kleiner (meistens jedenfalls), und die Gerichte schmecken auch nur noch halb so gut.

Das Hungergefühl braucht eine gewisse Zeit, bis es nachlässt, etwa zwanzig Minuten – unabhängig davon, ob wir viel oder wenig gegessen haben.

Kennen Sie das? Sie kochen sehr aufwendig ein leckeres Menü, müssen dabei auch dann und wann probieren (nur probieren wohlgemerkt!), und wenn Sie endlich am Tisch sitzen, haben Sie eigentlich schon gar keinen Hunger mehr.

Wenn ich den ganzen Tag im Reitstall arbeite, esse ich manchmal den Pferden die Möhren weg, immer mal wieder eine. Von der Kalorienmenge her ist das wirklich nicht der Rede wert, aber durch die Möhren legt sich mein Hunger genauso, wie wenn ich ein richtiges Essen gehabt hätte.

Manchmal ist der vermeintlich quälende Hunger eigentlich Durst: Probieren Sie es aus, dann erst einmal ein großes Glas Wasser zu trinken und zwanzig Minuten zu warten.

Was ist nun für Sie schlimm daran, einmal für einen begrenzten Zeitraum Hunger zu haben?

Halten Sie das aus, oder besorgen Sie sich sofort etwas zu essen?

Bewerten Sie, wie unangenehm Sie Hunger finden (auf einer Skala von 0 = »gar nicht« bis 10 = »schrecklich«). Wir werden im Verlauf des Buches bzw. der Arbeit sehen, ob sich daran etwas ändert.

Heißhunger

Heißhunger ist etwas anderes als Hunger. Heißhunger bedeutet, dass wir einen unbändigen Appetit auf ein bestimmtes (oder mehrere) Lebensmittel haben, unabhängig davon, ob wir hungrig oder satt sind. Heißhunger kann uns das Leben zur Hölle machen, nämlich dann, wenn wir ihm nicht nachgeben können (oder wollen) und dieses Lebensmittel nicht essen. Heißhunger kann bewirken, dass sich unsere gesamten Gedanken nur um dieses Lebensmittel drehen, und die Entspannung, die folgt, wenn wir unseren Heißhunger befriedigt haben, ist ein wirklich wunderbares Gefühl.

Auch der Heißhunger wurde von der Natur eingerichtet. Er soll lenken, mit welchen Nahrungsmitteln wir uns ernähren. Wenn ich zum Beispiel unbändigen Heißhunger auf Spinat entwickle, dann kann es sein, dass im Spinat ein Stoff ist, den mein Körper im Moment sehr dringend braucht. Bei einem Heißhunger auf Leberwurst, eines meiner »Heißhungermittel«, müssen wir dagegen überlegen, ob in der Leberwurst ein Stoff ist, den ich brauche – oder ob es einen anderen Grund dafür gibt. Denn bei Heißhunger auf Schokolade oder Torte sieht es schon anders aus. Auch darin können Stoffe enthalten sein, die unser Körper braucht, zum Bespiel Fett, aber diesen Stoff bekommen wir durch andere Lebensmittel auf viel gesündere Weise.

Heißhunger kann uns auch auf ein energetisches Phänomen hinweisen. Wenn wir energetisch davon »überzeugt« sind, dass Schokolade gut und gesund für uns ist und wir sie als lebenswichtige Nahrung brauchen, dann werden wir einen Heißhunger auf Schokolade entwickeln. Das Gefühl ist dann wie richtiger Hunger, es quält uns so lange, bis wir unseren Schokoladenhunger gestillt haben. Dabei ist dieser nichts anderes als eine Störung im Energiesystem.

Der Heißhunger auf die »falschen« Nahrungsmittel wird oft durch eine Störung im Energiesystem hervorgerufen. Wenn wir eine psychische Umkehrung in Bezug auf unsere Ernährung haben, werden wir Heißhunger auf Nahrungsmittel entwickeln, die nicht gesund sind. Wenn ich meine Klienten kinesiologisch teste, während sie sagen: »Schokolade ist gut für meine Gesundheit«, dann hält der Testmuskel oft – ein Hinweis auf diese Umkehrung. (Niemand wird ernsthaft behaupten, dass Schokolade gut für die Gesundheit sei.)

Das *wirklich Besondere* an der Methode der Klopfakupressur ist, dass wir in sehr kurzer Zeit solche ungesunden Heißhungerschübe auflösen können. Mit der Anleitung auf S. 194 haben Sie ein Instrument an der Hand, mit dem Sie sich dann selbst helfen können. Statt sich also mit dem Heißhunger herumzuquälen oder ihm nachzugeben, klopfen Sie ihn einfach weg. Die einzige Schwierigkeit ist, dass Sie das Klopfen auch wirklich anwenden müssen.

Ich hatte eine Klientin, die sogar nachts zur Tankstelle fuhr, um sich Schokoladennachschub zu kaufen. Sie musste sich einen Zettel mit der Aufschrift »Klopfen!!!« ins Portemonnaie legen. Nach einer Reihe solcher Vorfälle dachte sie dann von selbst daran.

Eine andere Klientin hatte sehr erfolgreich ihre Schokoladensucht geklopft und hatte danach überhaupt keinen Appetit mehr auf Schokolade. Nach einigen Monaten naschte sie auf dem Geburtstag einer Kollegin doch ein paar kleine Stückchen und war sofort wieder »drauf«. Was war geschehen? Es stellte sich heraus, dass die Umkehrung in Bezug auf Schokolade wieder da war und damit auch der Heißhunger darauf. Nach einer Runde Klopfen ließ Schokolade sie wieder kalt.

Wenn ich hier immer von Schokolade spreche, dann deshalb, weil dieser Schokoladenheißhunger sehr oft vorkommt. Sie können aber auch jede andere Süßigkeit, alles Herzhafte oder worauf auch immer Sie Heißhunger haben, einsetzen. Ich habe sogar schon einmal den Heißhunger auf Sahneschmelzkäse geklopft.

Resteverwertung

Ein weiterer Fallstrick ist der Umgang mit Resten. Vielen Menschen fällt es sehr schwer, einen Rest auf ihrem Teller übrig zu lassen, obwohl sie eigentlich schon satt sind. Und diesen Rest sogar noch wegzuwerfen, fällt ihnen doppelt schwer – Lebensmittel gehören einfach nicht in den Müll. Und schlecht werden darf erst recht nichts. Viele Menschen essen, weil das Lebensmittel »weg muss«, weil es sonst verdirbt. Sie essen nicht das, worauf sie im Moment vielleicht Appetit haben.

Die meisten Kinder können, wenn sie nicht schon ein ungesundes Verhältnis zum Essen vermittelt bekommen haben, sehr gut etwas stehen lassen, und wenn es nur ein Viertel Apfel ist oder ein Bissen Brot. Schnell sind die Erwachsenen in Versuchung, diesen Bissen selbst zu essen, dann gibt es auch keinen Rest, und der Teller kann abgewaschen werden. Denn diesen Rest aufzubewahren, bedeutet Arbeit. Dabei kann eine Mahlzeit, die aus Resten besteht, durchaus sehr wohlschmeckend sein. Und manchmal sind diese Reste in Wahrheit ein vollständiges Essen – wenn man sie auch noch gegessen hätte, hätte man für zwei gegessen.

- Was tun Sie mit Ihren Essensresten?
- Wie schwer fällt es Ihnen, einen Rest Essen übrig zu lassen?
- Wie schlimm ist es für Sie, Lebensmittel schlecht werden zu lassen?
- Können Sie Reste auch wegwerfen?
- Kochen Sie eher mehr als Sie auf einmal essen können, auf Vorrat sozusagen?

Ich habe noch nicht gehört, dass jemand zu wenig gekocht hat und nachkochen musste. Die meisten kochen eher zu viel für einmal.

Ich muss manchmal mit meinen Seminarteilnehmern gedanklich »üben«, Reste wegzustellen oder sogar wegzuwerfen.

Manche können sich überhaupt nicht vorstellen, wie das gehen soll, das ist so ganz weit weg von dem, was sie gewohnt sind.

Deswegen habe ich eine Anleitung beigefügt, um die Resteverwertung zu entstressen und damit die Portionen dem wirklichen Bedarf anzupassen.

Außerdem kann hiermit auch das Bedürfnis, immer alles aufzuessen, bearbeitet werden (vergleiche die Anleitung auf S. 204).

Ein Kühlschrank ohne Inhalt ist wie ...?

Es ist immer sehr aufschlussreich, wie Menschen mit ihrem Kühlschrank und ihrer Vorratskammer umgehen. Ich hatte Klienten, die jeden Tag einkaufen gingen, weil sie immer (!) alles aufessen mussten, was sie im Hause hatten. Andere versahen sich mit vielen Vorräten, weil ja Besuch kommen könnte und sie dafür immer gerüstet sein mussten. Wenn doch kein Besuch kam, mussten sie eben alles allein aufessen. Immer für Besuch gerüstet zu sein und großzügig etwas zu essen anbieten zu können, das ist für viele das größte Zeichen von Gastfreundschaft. Liebe geht nun einmal durch den Magen. Andere wiederum fahren nur einmal in der Woche einkaufen, haben in der ersten Hälfte der Woche viel zu essen und am Ende der Woche fast nichts mehr.

Manchen fällt es sehr schwer, sich vorzustellen, einen leeren Kühlschrank oder eine leere Vorratskammer zu haben. Obwohl es zumindest in der Stadt (ich wohne auf dem Land, da ist es schon etwas anders) möglich ist, rund um die Uhr einzukaufen, und sei es nur eine Tiefkühlpizza von der Tankstelle, machen sich viele Menschen Sorgen, dass sie hungern müssten. Sie sind jederzeit dafür gerüstet, eingeschneit zu werden. Von den Vorräten, die sie horten, könnten sie noch mindestens zwei Wochen leben.

Wenn wir abnehmen wollen, gilt es, die Vorratshaltung zu optimieren und zumindest am Anfang keine Lebensmittel im Haus zu haben, die uns in Versuchung führen könnten. Später wird man resistent gegen Versuchungen. Ich habe zu Testzwecken eine riesige Kiste mit Naschkram und anderen Leckereien zu Hause, aber diese Kiste wird

weder von mir noch von meinem Partner auch nur ange-
rührt. Früher hätte dieselbe Kiste zwei oder bestenfalls
drei Tage gehalten.

Wir können den Stress in Bezug auf das Thema Vorratshaltung durch Klopfakupressur bearbeiten. Ziel ist es, den
Stress zu balancieren, um nicht alles auf einmal aufessen
zu müssen, sondern die Vorräte nach und nach zu verbrauchen. Auch das Bedürfnis nach Hamsterkäufen können wir bearbeiten. Wenn Sie Stress mit der Vorratshaltung haben, finden Sie dazu eine Anleitung auf S. 204.

Versuchungen

Auch wenn Sie noch so motiviert sind abzunehmen, werden Sie in die Situation kommen, dass Sie in Versuchung
geraten, das Abnehmen sein zu lassen und mal wieder
etwas »Richtiges« zu essen. Das ist völlig in Ordnung und
wird Sie nicht zurückwerfen.

Ebenso ist es erlaubt, sich dafür zu entscheiden, beim
Geburtstag der besten Freundin oder des besten Freundes
mal wieder so richtig zu schlemmen. Oder wenn Sie im
Urlaub vor einem Fünf-Sterne-Büfett stehen, können Sie
sich überlegen, was Sie davon essen wollen und ob es
Ihnen in dem Moment wichtiger ist, abzunehmen oder zu
essen. Wichtig ist, dass Sie wirklich *entscheiden* können,
was Sie tun wollen, und nicht *willenlos* essen müssen.

Wenn Sie das Gefühl haben, Sie können sich nicht
wirklich entscheiden, und wenn diese Gelegenheiten der
Versuchung nicht mehr die Ausnahme, sondern die Regel
sind, können Sie etwas dagegen tun. Ich hatte eine Klien-

tin, die aus beruflichen Gründen oft essen gehen musste. Wir konnten sie mithilfe der Klopfakupressur so weit balancieren, dass sie sich bei den Geschäftsessen etwas Leichtes bestellte und ohne Neid den anderen bei ihrem Festmahl zusehen konnte.

Auch wenn Sie es sich im Moment überhaupt nicht vorstellen können: Wir können Versuchungen widerstehen, ohne zu leiden. Sie können die Versuchung durch Klopfakupressur bearbeiten, damit Sie nicht fremdgesteuert essen müssen. Die Anleitung auf S. 202 wird Ihnen helfen, auch solche Fallstricke zu überwinden.

Motivation

Auch wenn Sie zu Beginn sehr motiviert sind, Ihre Gewichtsprobleme anzugehen, wird es immer Phasen geben, in denen Sie einen »Hänger« haben, in denen Sie es leid sind, auf Ihr Gewicht zu achten. Das ist normal und natürlich.

Auch wird es Ihnen irgendwann nicht mehr schnell genug gehen, oder auf der Waage wird sich scheinbar nichts mehr verändern. Sie werden mutlos werden und denken, dass das alles sowieso keinen Sinn mehr hat. Diese »Jetzt-ist-es-eh-egal«-Stimmung kann sehr gefährlich werden, weil die Versuchung groß ist, vergangene »Versagungen« wieder aufzuholen.

Diese Hänger können unter anderem von dem Vorhandensein einer psychischen Umkehrung herrühren. Wenn Sie am liebsten alles hinschmeißen würden, nehmen Sie sich, bevor Sie das tun, die Zeit, Ihr Energiesystem wieder zu balancieren. Mit der Anleitung auf S. 196 können Sie Erste Hilfe leisten.

Also, was sind die Fallstricke, die es Ihnen schwer oder sogar unmöglich machen, abzunehmen?

Bitte listen Sie diese auf, geben Sie ihnen eine Reihenfolge und bewerten Sie auf einer Skala von 0 = »überhaupt nicht schwer« bis 10 = »außerordentlich schwer«, wie schwer der jeweilige Punkt Ihnen das Abnehmen macht.

1 _____

2 _____

3 _____

4 _____

5 _____

6 _____

7 _____

8 _____

9 _____

10 _____

Damit haben wir Ihre persönlichen Knackpunkte aufgelistet. Wie geht es Ihnen damit? Fühlen Sie sich eher hilflos, nach dem Motto: »Das wird nie etwas«, oder fühlen Sie sich dem gewachsen und sind motiviert, das Thema anzugehen? Jetzt wissen Sie in etwa, was auf Sie zukommt. Wir werden weiter unten überlegen, was wir damit machen.

6. Wie ist das mit dem Abnehmen?

Abnehmen – nein danke?

Haben Sie schon einmal bewusst und gezielt abgenommen? Wenn ja, wie haben Sie sich dabei gefühlt? Wie fühlen Sie sich jetzt beim Gedanken an das Abnehmen? Waren die Zeiten des Abnehmens die schlimmsten Zeiten Ihres Lebens? Wollen Sie auf keinen Fall jemals wieder eine so schlimme Zeit haben? War das Abnehmen eine einzige Quälerei?

Ich hatte eine Klientin, die allein bei dem Gedanken, wieder einmal abzunehmen, derart in Panik fiel, dass sie sofort abwinkte. Sie wollte es einfach nie wieder probieren. Gleichzeitig litt sie sehr unter ihrem Gewicht. Egal, wie sie es betrachtete, ging es ihr schlecht: mit ihrem jetzigen Gewicht oder mit der Vorstellung, abzunehmen.

Viele Menschen haben bei dem Gedanken an das Abnehmen folgende Assoziationen:

- Ich wäre immer hungrig.
- Ich müsste immer aufpassen, dürfte nie essen, was ich gerade möchte.
- Das Leben würde einfach keinen Spaß mehr machen.
- Ich wäre immer unzufrieden, hätte schlechte Laune.
- Ich müsste mich mehr bewegen.
- Ich müsste immer perfekt sein.
- …

Wenn Sie sich jetzt vorstellen, Sie würden sich entschließen, Ihr Gewicht zu verringern – wie viel Stress macht Ihnen allein der Gedanke (auf einer Skala von 0 = »gar kein Stress« bis 10 = »absoluter Stress«)?

Solange Sie solche Assoziationen haben und einen solchen Stress, wird es Ihnen nicht leichtfallen.

Vielleicht halten Sie eine Zeit lang mit Willenskraft durch, aber diese wird irgendwann erlahmen.

Und was dann?

Ich möchte mit Ihnen einen anderen Weg gehen und die Möglichkeiten der Klopfakupressur nutzen, um den Stress in Bezug auf das Abnehmen aufzulösen und es Ihnen leicht zu machen.

Wie das geht, erfahren Sie weiter hinten im Buch in den Anleitungen.

Haben Sie schon einmal erfolgreich abgenommen?

Es gibt viele Angebote zum Thema Abnehmen. Das, was bei dem einen erfolgreich war, muss bei dem anderen noch lange nicht erfolgreich sein.

Womit haben Sie gute Erfahrungen gemacht? Konnten Sie das reduzierte Gewicht halten?

Wichtig ist, dass Sie auf Bewährtes zurückgreifen können, wenn Ihnen schon einmal eine Ernährungsweise geholfen hat.

Dabei zählen nicht so sehr die Crashdiäten, sondern eine Ernährungsform, die zu Ihnen passt und mit der Sie sich wohlfühlen können.

Passende Ernährung – was ist das eigentlich?

Eines meiner Ziele in meiner Arbeit ist folgendes: Ich möchte den Menschen ein Gefühl mitgeben für die Nahrungsmittel, die wirklich *Nahrung* für sie sind. Dabei achte ich auf die physiologische Wirkung der Nahrungsmittel, also auf den Nährwert, auf die Kalorienzahl oder auf die Auswirkung auf den Blutzuckerspiegel. Aber mehr noch lege ich Wert auf die energetische Wirkung. Die meisten meiner Klienten haben ein unglaubliches Wissen über die physiologische Wirkung der Nahrungsmittel. Außerdem haben sie Kalorien- und andere Tabellen im Kopf, dass ich nur staunen kann. Aber all dieses Wissen hat den meisten nicht weitergeholfen.

Unsere Ernährung ist das Mittel, mit dem unser Körper den »Treibstoff« bekommt, den er zum Funktionieren braucht. Unser Körper hat einen Stoffwechsel, der nötig ist, um uns am Leben zu erhalten. Wenn dieser Stoffwechsel optimal funktioniert, sind wir gesund und leistungsfähig. Also müssen wir dafür sorgen, dass unser Körper alles zur Verfügung hat, was er braucht, damit die Stoffwechselvorgänge ablaufen können. Dafür benötigt der Körper ausreichend Energie, die zur richtigen Zeit am richtigen Ort sein muss. Nährstoffe wie Vitamine, Spurenelemente, Enzyme, Mineralien usw. sind für den reibungslosen Ablauf des Stoffwechsels entscheidend. Der Stoffwechsel geschieht in den Zellen unseres Körpers. Wenn die Zellen nicht ausreichend versorgt sind, kommt es zu Störungen des Stoffwechsels und diese führen wiederum zu Krankheiten und Energielosigkeit. Das heißt, wenn die Körperzellen nicht optimal versorgt sind, können sie ihre jeweilige Aufgabe nicht richtig oder gar nicht erfüllen und es kann dann zu Funktionsstörungen in unseren Organen kommen, die sich auf den gesamten Körper auswirken. *Unsere Ernährung hat auf diese Weise einen entscheidenden Einfluss auf unsere Gesundheit.* Je besser wir uns ernähren, desto gesünder sind wir.

Man sollte meinen, dass sich unsere Gesundheit durch die reichhaltige Lebensmittelvielfalt, die jederzeit zur Verfügung steht, und durch das Wissen über gesunde Ernährung deutlich verbessert hätte. Doch zu beobachten ist das Gegenteil: Je weiter unsere Zivilisation fortschreitet, desto mehr nehmen chronische degenerative Krankheiten zu. Es gibt eine Vielzahl von Forschungsergebnissen, denen zufolge es bei sogenannten »primitiven« Völkern erst dann zu den Zivilisationskrankheiten kommt, wenn diese sich »zivilisiert« ernähren – vorher waren diese Krankheiten unbekannt. Forschungen bei isoliert lebenden Völkern haben ergeben, dass diese sich äußerst unterschiedlich ernähren und trotzdem (gerade deswegen?) völlig gesund sind. Die Ernährungsweise der Eskimos beispielsweise, mit Mengen an fettem Fleisch oder Fisch und wenig oder gar keinem Obst und Gemüse, steht im äußersten Widerspruch zu den Ernährungsempfehlungen der Wissenschaftler – und trotzdem leben die Eskimos sehr gut damit. Erst wenn sie die westliche Ernährungsweise übernehmen, werden sie krank. Andere Völker mit der entgegengesetzten Ernährung leben jedoch genauso gesund.

Es gibt in der derzeitigen ernährungswissenschaftlichen Diskussion den Ansatz, zu untersuchen, was für ein »Tier« wir eigentlich sind, um daraus abzuleiten, was die geeignete Ernährung für uns sei. Manche Autoren kommen zu dem Schluss, dass wir von Natur aus Früchteesser sind, dass also Obst unsere ursprüngliche Nahrung ist (Wandmaker, Helmut: *Rohkost statt Feuerkost*, München: Goldmann, 1996). Andere sehen unsere ursprüngliche Nahrung hauptsächlich in Obst und Gemüse, insbesondere in Wildkräutern (Wolfe, David: *Die Sonnen-Diät*, München: Goldmann, 2001). Für diese Form der Ernährung ist nach Wolfe auch unser Verdauungssystem ausgelegt: Fleisch und Getreide können wir nicht optimal verstoffwechseln. Getreide ist evolutionsmäßig gesehen sowieso eine sehr junge Ernährungsform und unser Weizen ist so weit von seinem natürlichen Ursprung entfernt, dass viele Menschen ihn überhaupt nicht vertragen.

Einig sind sich die Verfechter dieser Ansätze darin, dass wir die Nahrung möglichst roh zu uns nehmen sollten. Denn in rohem Obst und Gemüse sind Enzyme eingelagert, die uns helfen, sie zu verdauen. Erhitzt man sie über 50 Grad Celsius, gehen die Enzyme kaputt, und die Nahrung hat keinen Nährwert mehr. Ein erhitzter Samen kann nicht mehr wachsen.

Betrachtet man aber wieder die isoliert lebenden Völker in dieser Welt, zeigt sich schnell, dass es durchaus Völker gibt, die sich hauptsächlich von Obst und Gemüse, möglichst roh, ernähren. Genauso findet man Völker, die teilweise tierisches Eiweiß auf ihrem Speiseplan haben. Man findet sogar auch Völker, die sich hauptsächlich von tierischem Eiweiß ernähren. Dieser Ansatz hilft uns also nicht wirklich weiter, wenn wir herausfinden möchten, wie wir uns ernähren sollten.

Eine russische Ärztin (Schatalova, Galina: *Wir fressen*

uns zu Tode, München: Goldmann, 2002) geht davon aus, dass Menschen mit einer Zufuhr von 250 bis 400 Kalorien pro Tag gut auskommen können, dass dies unser Grundumsatz ist und alle weiteren Kalorien zu viel sind. Dieses Zuviel belastet den Körper und macht ihn krank. Sie kommt mit diesem Ansatz zu spektakulären Heilungserfolgen. Ihre These ist, dass der Mensch seinen Energiebedarf nicht nur durch die Nahrung deckt, sondern unter anderem auch durch die Luft, die er einatmet. Daher kann ein Mensch auch dann körperlich anstrengende Leistungen erbringen, wenn die tägliche Kalorienzufuhr sehr gering ist. Ein anderer Autor (Müller-Burzler, Henning: *Auf den Spuren der Methusalem-Ernährung*, Aitrang: Windpferd, 2004), beschreibt, wie viele Krankheiten aufgrund von Nahrungsmittelallergien entstehen. Er bietet deshalb zahlreiche Anleitungen dafür, wie wir durch unsere Nahrung gleichzeitig unsere Heilkräfte aktivieren können.

Es wird also deutlich: Nur mit der *für uns passenden* Ernährung sind wir optimal versorgt und unser Körper kann gesund und leistungsfähig sein. Und nur dann fühlen wir uns wohl und können die Aufgaben im Leben erfüllen. Die passende Ernährung kann dafür sorgen, dass unser Stoffwechsel sich wieder reguliert und die Körperzellen ihre natürliche Funktion wieder aufnehmen können. So hat der Körper die Kapazität, sich selbst zu regulieren und zu heilen. Es macht also viel mehr Sinn, den Körper bei der Erfüllung seiner Funktion zu unterstützen, als einzelne Krankheiten zu heilen. Dabei hilft die passende Ernährung. Doch was heißt eigentlich die »passende Ernährung«?

Kennen Sie das?

- Ihre Freundin hat eine neue Diät ausprobiert und bei ihr fiel das Gewicht innerhalb kürzester Zeit sensationell. Aber als Sie dieselbe Diät durchgeführt haben, haben Sie kaum abgenommen und waren die ganze Zeit schlapp und müde.
- Die meisten Ihrer Freunde sind Vegetarier, nur Sie bekommen immer wieder Heißhunger auf ein schönes Steak.
- Wenn Sie sich bewusst vollwertig ernähren, mit viel gutem Vollkornbrot als Grundlage, haben Sie Blähungen und fühlen sich aufgedunsen.

Was ist da passiert? Es gibt eine Vielzahl von zum Teil radikalen Ernährungsweisen und Diäten. Alle haben ihre Anhänger: Menschen, die damit abgenommen haben und deren Gesundheit sich verbessert hat. Jedes Mal, wenn eine solche Diät neu auf den Markt kommt, probieren viele, zum Teil Millionen Menschen sie aus. Diejenigen, die erfolgreich sind, erzählen es weiter, aber die, denen diese Diät nicht geholfen hat, sagen meistens nichts oder kommen nicht öffentlich zu Wort. Diese neue Diät wird dann als die neue Ernährungsweise für alle Menschen propagiert. Es gab in der Vergangenheit richtiggehende Wellen in der Ernährungsweise, Zeiten von fettarmer und kohlenhydratreicher Ernährung, dann sollte das Essen aber wieder fett- und eiweißreich sein, dann vegetarisch oder Rohkost usw. Im Moment gilt Fett als schlimm für den Körper, auf dem Markt ist ein Boom bei Lightprodukten zu beobachten – und damit wird ein Millionengeschäft gemacht. Meine Klienten kommen oft mit den neuesten Lightprodukten zu mir, zum Beispiel Joghurt mit 0,1 Prozent Fett. Dabei vergessen sie, dass der Geschmack irgendwoher kommen muss und dass solche Produkte zwar wenig Fett, dafür aber umso mehr Zucker enthalten.

Ernährungswissenschaftler haben zum Teil radikale Empfehlungen, die sie unter anderem mit ihren Erfolgen begründen. Das Problem dabei ist nur, dass ein anderer Wissenschaftler mit einer genau entgegengesetzten Ernährungsempfehlung genauso Erfolge vorweisen und genauso belegen kann, dass seine Empfehlung die »einzig richtige« sei. Die Beweise sind in beiden Fällen sehr schlüssig, aber es kann nicht sein, dass beide Ansichten richtig sind. Oder doch?

Die Entdeckung der Stoffwechseltypen

In der Ernährungswissenschaft wird nach einer Ernährungsweise gesucht, die für *alle* Menschen verbindlich und passend ist. Und die wurde bisher nicht gefunden, trotz jahrzehntelanger intensiver Forschung. Vielleicht ist genau dieser Anspruch, für alle eine gleiche Ernährungsweise zu finden, das Problem.

Die Lösung dieses Problems liegt vielleicht vielmehr darin, dass jeder Mensch eine *individuelle* Ernährung braucht, um gesund und leistungsfähig zu sein. Mit dieser Überlegung würden sich die Probleme klären, mit denen sich die Wissenschaftler derzeit beschäftigen. Der Schwerpunkt der wissenschaftlichen Arbeit könnte dann darin liegen, herauszufinden, wie man die individuelle

Ernährungsweise optimal gestalten kann. (Mehr dazu in: Wolcott, William L., und Fahey, Trish: *Essen, was mein Körper braucht*, Kirchzarten: VAK Verlag, 2. Aufl. 2002.)

Vorreiter dieses Ansatzes ist ein amerikanischer Zahnarzt aus Texas, William Donald Kelley. Er erkrankte Mitte der Sechzigerjahre des 20. Jahrhunderts an Bauchspeicheldrüsenkrebs, einer Krebsart, die in den allermeisten Fällen innerhalb kürzester Zeit mit dem Tod endet. Diese Prognose stellten die Ärzte auch Dr. Kelley und rieten ihm, seine letzten Angelegenheiten in Ordnung zu bringen. Doch seine Mutter wollte sich mit dieser Diagnose nicht abfinden und verlangte von ihm, dass er unter anderem seine Ernährung umstellte: auf Obst, Gemüse und Vollkornprodukte. Kelley folgte diesem Rat – und es ging ihm innerhalb weniger Wochen sehr viel besser. Er begann sich für Ernährung zu interessieren und sich mit alternativen Heilmethoden bei Krebs auseinanderzusetzen. Ausgehend von seiner eigenen Befindlichkeit entwickelte er mithilfe einer Kombination aus Ernährung, Nahrungsergänzung und anderen Methoden seinen eigenen Weg, die Krankheit zu besiegen. Seine Genesung sprach sich herum, und bald hatte er mehr Krebspatienten als Zahnpatienten. Vielen konnte er mit seinem System sehr bald helfen, aber einige sprachen darauf überhaupt nicht an. Woran das lag, konnte er sich nicht erklären.

Dann erkrankte seine Frau schwer und er versuchte, ihr mit seiner Methode ebenfalls zu helfen. Aber sie wurde schwächer und schwächer. Als letzten Ausweg fütterte er sie mit einer Fleischbrühe, eigentlich nur, weil ihm wirklich nichts anderes mehr einfiel – und erstaunlicherweise erholte sie sich innerhalb nur eines Tages schon weitgehend. Da ging ihm auf, dass die Ernährung, die bei dem einen zu einer vollständigen Heilung führte, einen anderen so sehr schwächen konnte, dass derjenige sogar noch kränker wurde. Jeder Mensch brauchte also eine *individuell auf ihn abgestimmte* Ernährung. Mit dieser Erkenntnis, die eigentlich banal klingt, half er immer mehr Menschen. Es galt nun, eine Methode zu entwickeln, mit der man herausfinden konnte, ob jemand eine eher auf Fleisch basierende oder eine eher vegetarische Nahrung brauchte; was man dazu brauchte, war eine Methode, den Stoffwechseltyp zu bestimmen. Kelley vollzog also einen Paradigmenwechsel in der Medizin: weg von der Konzentration auf Krankheiten und isolierte Symptome, hin zu einer ganzheitlichen Betrachtung des Menschen. Er wollte nicht die Krankheiten einzeln bekämpfen, sondern dem Körper diejenigen Stoffe zur Verfügung stellen, die zur Herstellung des Gleichgewichts im Körper nötig waren. Mithilfe der Ernährung wollte Kelley also die Gesundheit aufbauen, um die Selbstheilung zu ermöglichen. Vielen Patienten konnte er damit helfen, aber trotz genauer Bestimmung der erforderlichen Ernährung ging es immer noch einigen Patienten deutlich schlechter als vorher. Es fehlte also immer noch etwas.

An anderer Stelle war der Psychiater Dr. George Watson aufgrund seiner klinischen Erfahrung in der Psychiatrie zu dem Schluss gekommen, dass sich die Symptome seiner Patienten mal verschlechterten, mal verbesserten, je nachdem, welche Nährstoffe sie zu sich genommen hatten. Er entwickelte daraus ebenfalls ein System, Menschen in Stoffwechseltypen einzuteilen. Allerdings nahm er nicht wie Kelley das autonome Nervensystem als Maßstab (also das Nervensystem, das nicht durch unseren Willen gesteuert wird), sondern den Verbrennungsprozess innerhalb der Zelle. Er fand einen Zusammenhang zwischen den psychischen, emotionalen Eigenschaften eines Menschen und der Geschwindigkeit, mit der seine Körperzellen Nährstoffe in Energie umwandeln. Auch er verschrieb daraufhin eine individuelle Ernährung mit individuellen Ergänzungsmitteln.

Das Merkwürdige war, dass die Systeme von Kelley und Watson sich in einigen Punkten direkt widersprachen. Beide Männer hatten große Erfolge bei der Heilung ihrer Patienten, beide hatten aber genauso Patienten, bei denen ihre Methode nicht zum Erfolg führte. Wer hatte recht?

Vielleicht beide? Die Idee lag nahe, dass bei einigen Patienten das autonome Nervensystem von größerer Wichtigkeit für den Ernährungsbedarf war, bei anderen aber das Verbrennungssystem innerhalb der Zelle. Es hing also von der Dominanz des jeweiligen Systems ab, was der jeweilige Patient brauchte. So konnte die Methode der Stoffwechseltyp-Bestimmung ergänzt und erweitert werden – und sie wird es bis heute.

Warum schreibe ich das alles? Ich wollte in Kürze die unterschiedlichen Ansätze und Methoden einiger Ernährungsformen darlegen, um zu zeigen, *wie groß der Einfluss unserer Ernährung auf unsere Gesundheit ist*; unsere Nahrung ist also auch unsere Medizin. (Dabei erhebe ich keinen Anspruch auf Vollständigkeit und spreche auch keine Empfehlung aus – aber vielleicht sind einige der Ansätze es Ihnen wert, sich mit ihnen zu beschäftigen und über sie nachzudenken.)

Bei einer Ernährungsumstellung geht es also nicht nur darum, schlanker zu werden und etwas besser auszusehen (obwohl das natürlich auch nicht zu verachten ist), sondern darum, etwas für unsere Gesundheit und damit auch für unser Leben zu tun. Ich möchte erreichen, dass Sie die Empfehlungen der Ernährungswissenschaftler kritisch hinterfragen, dass Sie auch die verschiedenen Diäten unter diesem Aspekt untersuchen und dann entscheiden können, welche Ernährung für *Sie individuell passend* ist.

Das ist auch der Grund, warum Sie von mir *keine Ernährungsempfehlungen* bekommen. Ich möchte Sie lediglich dabei unterstützen, dass Sie die Ernährungsform, für die Sie sich entschieden haben, auch durchhalten – nicht mehr und nicht weniger.

Während des Schreibens dieses Buches hatte ich zwischenzeitlich einen Hänger, ernährte mich also wieder schlechter. Das zeigte sich sofort auf meiner Waage. Aber schlimmer noch, ich fühlte mich wieder schlapper und antriebsloser, war einfach müder als gewöhnlich. Also musste auch ich wieder die Klopfakupressur anwenden und mir die oben dargelegten Zusammenhänge von Gesundheit und Ernährung noch einmal in aller Deutlichkeit bewusst machen.

Es gibt, leider, bei diesem Thema keinen Schalter, den man einfach umlegen kann, und alles ist für immer gut. Es gilt, ein geschärftes Bewusstsein für das Thema Ernährung und Gesundheit zu behalten.

Aber ich finde, es lohnt sich.

Auch wenn ich im vorherigen Abschnitt dargelegt habe, warum es von meiner Seite aus nicht sinnvoll ist, Ihnen detaillierte Ernährungsempfehlungen zu geben, haben sich im Laufe der Zeit bei der Arbeit mit meinen Klienten gewisse »Empfehlungen« herausgebildet. Um einen groben Anhaltspunkt zur Ernährung zu finden, gehe ich bei meinen Klienten folgendermaßen vor: Ich bitte sie zu Beginn, ihre Lieblingsnahrungsmittel mitzubringen. Dann demonstriere ich mit dem Muskeltest, wie sich diese Nahrungsmittel auf ihr Energiesystem auswirken. Der Schreck ist groß, wenn selbst das gesunde Vollkornbrot ein Nachgeben des Muskels hervorruft, ganz zu schweigen von Schokolade & Co.

Ich habe eine große Kiste mit Süßigkeiten und anderen Nahrungsmitteln und benutze diese, um meinen Klienten zu zeigen, was im Energiesystem passiert, wenn wir Zucker oder Weizen oder Ähnliches zu uns nehmen.

Ich beziehe mich ausdrücklich nicht auf den physiologischen Aspekt der Nahrung, sondern auf den energetischen.

Dabei kristallisierten sich folgende Aspekte heraus:

Zucker

Zucker steht im Verdacht, dass er dick macht. Bei einer solch pauschalen Aussage ist aber zu beachten, dass wir dann zunehmen, wenn wir mehr Kalorien zu uns nehmen, als wir verbrauchen – unabhängig davon, was wir essen, um auf unsere Kalorien zu kommen. Ich habe früher immer meine »Rumkugeldiät« gemacht, die so aussah, dass ich mir während meiner Schulpause eine Rumkugel gekauft und sie gleich gegessen habe. Danach war mir so schlecht, dass ich für den Rest des Tages nichts mehr essen wollte. Auch das hat funktioniert, habe ich doch auf diese Weise weniger Kalorien zu mir genommen, als ich verbraucht habe. Heute schüttelt es mich natürlich, wenn ich daran zurückdenke!

Aus Sicht der Kalorienzähler ist es also nicht unbedingt schädlich, wenn wir Zucker zu uns nehmen, solange wir nicht mehr Kalorien zu uns nehmen, als wir verbrauchen. Aber was geschieht beim Verzehr von Zucker im Körper? Und was im Energiesystem?

Zucker treibt den Insulinspiegel im Blut in die Höhe. Dieses Insulin wird benötigt, um den Blutzuckerspiegel wieder zu senken. Wenn der Zucker im Blut abgebaut ist, haben wir immer noch zu viel Insulin im Blut. Wir kommen in eine Unterzuckerung, die zu Heißhungerattacke führen kann und aus der wir nur wieder herauskommen, wenn wir etwas essen. Insulin sorgt des Weiteren dafür, dass Fett in den Zellen eingelagert wird, es ist also ein Speicherhormon, während der Gegenspieler Glukagon dafür sorgt, dass gespeicherte Kohlenhydrate wieder in den Blutkreislauf gebracht werden, dass also gespeichertes Fett verbraucht wird. Glukagon wird durch Eiweiß stimuliert. Um also die Balance zwischen Insulin und Glukagon aufrechtzuerhalten, brauchen wir Eiweiß und Kohlenhydrate. Am wenigsten Heißhunger haben wir bei einem relativ gleichmäßigen Blutzuckergehalt.

Wenn wir auf Süßstoffe umsteigen, nehmen wir zwar keine Kalorien zu uns. Doch im Mund sind Rezeptoren, die der Bauchspeicheldrüse melden, dass Zucker im Anmarsch sei, und die Bauchspeicheldrüse produziert schon einmal vorsorglich Insulin, das aber gar nicht benötigt wird: Es kommt also noch schneller zu einer Unterzuckerung mit Heißhungerattacke.

Zucker ist also aus physiologischer Sicht oft für Heißhungerattacken verantwortlich. Aber auch aus energetischer Sicht ist Zucker ein problematischer Stoff.

Ich teste meine Klienten mit dem kinesiologischen Muskeltest, während sie sagen: »Ich möchte abnehmen.« Wenn der Muskel hält, ist alles in Ordnung, die Energie des Körpers ist also im Einklang mit der Aussage des Satzes. Wenn der Muskel nachgibt, korrigiere ich die psychische Umkehrung (dazu später mehr). Ziel ist, dass bei diesem Satz der Muskel stark bleibt. Das ist der Ausgangspunkt für den folgenden Test: Ich lasse die Klienten ihre Lieblingssüßigkeit vor den Bauchnabel halten und teste wieder diesen Satz. In den allermeisten Fällen wird der Arm nun wieder nachgeben. Was bedeutet das?

Die Kalorien des Zuckers sind noch das geringste Problem, man kann sie ausgleichen, indem man auf andere Kalorien verzichtet. Die Wirkung des Zuckers auf unseren Blutzuckergehalt ist schon gravierender, aber auch da können wir eingreifen, indem wir zusätzlich zum Zucker etwas zu uns nehmen, was dafür sorgt, dass der Zucker langsamer ins Blut übergeht. Was aber wirklich wichtig ist: Zucker verursacht psychische Umkehrungen in Bezug auf das Abnehmen. Deswegen können die wenigsten *nur zwei* Stückchen Schokolade essen; meistens essen sie gleich die ganze Tafel. Oder es bleibt nicht bei *einem* Keks oder bei *einem* Stück Kuchen. Viele geraten dann in eine Stimmung, in der sie denken: »Jetzt ist es eh egal, jetzt kann ich auch den Rest noch essen«, und essen alles, was sie finden können. Das ist es, was Zucker so »gefährlich« macht. Und wenn Sie bei Lebensmitteln auf das Verzeichnis der Inhaltsstoffe schauen, werden Sie erstaunt sein, wo überall Zucker enthalten ist. Selbst eine »homöopathische« Dosis Zucker reicht aus, um solche Umkehrungen zu produzieren.

Oft haben wir eine Umkehrung auf Schokolade & Co. Wenn ich mit überzeugten Schokoladenessern den kinesiologischen Muskeltest mache und sie sagen lasse: »Schokolade ist gut für meine Gesundheit«, dann hält der Muskel oft stand. Der Körper und die Energie »denken« also, Schokolade zu essen sei gut für uns, keine Schokolade zu essen sei schlecht. Also ist Schokoladeessen nicht mit Stress besetzt, der Muskel hält, während »Nicht-Schokolade-Essen« mit Stress besetzt ist. Das Verhalten geht immer dahin, wo kein Stress ist, also in diesem Falle zum Schokoladeessen. Wir »müssen« also Schokolade essen, ob wir wollen oder nicht. (Meistens wollen wir ja auch!) Diese Umkehrung kann man wieder dahin umkehren, dass Schokoladeessen mit Stress besetzt ist, während es nicht stressbesetzt ist, keine Schokolade zu essen. Sowohl die Umkehrung als auch den Stress, den wir haben, wenn wir *keine* Schokolade bekommen, kann man ablösen.

Diese psychischen Umkehrungen in Bezug auf Schokolade (oder andere Süßigkeiten) können Sie leicht wieder korrigieren. Folgen Sie den Anleitungen für die allgemeinen Umkehrungen auf das Abnehmen auf S. 191 oder speziell für den Heißhunger auf Schokolade auf S. 194.

Probieren Sie es aus, sich völlig ohne Zucker zu ernähren, vielleicht erst einmal für zwei Wochen. »Uff, zwei

Wochen«, werden Sie denken. Das bedeutet nicht, dass Sie auf Süßes verzichten müssten. Mein Partner und ich lieben Nachtisch. Im Laufe der Zeit haben wir viele Ideen entwickelt, um auch ohne Zucker leckere Nachspeisen zu zaubern, zum Beispiel rühren wir uns unsere Quarkspeise oder unseren Joghurt selbst an, mit frischem Obst (nach Saison) oder mit *ungezuckertem* Tiefkühlobst. Außerdem gibt es Fruchtaufstriche, die ausschließlich natürlich gesüßt sind (erhältlich in guten Naturkostläden oder Reformhäusern). Unser größter Renner ist, wie auch von unseren Freunden bestätigt wird, unser Eis. Wir nehmen eine ungezuckerte eingefrorene Beerenmischung (oder Himbeeren, Erdbeeren, Kirschen, was immer Sie wollen), legen das Schneidemesser in unsere Küchenmaschine ein (Sie können stattdessen auch einen stabilen Pürierstab nehmen), geben nach Geschmack Joghurt oder Quark oder Sojamilch hinzu und »häckseln« diese Mischung klein. Heraus kommt das allerleckerste Eis in genau der richtigen Konsistenz, nicht zu hart und nicht zu weich. Probieren Sie es aus!

Sie sehen also: Wir sind große Genießer, und mit kleinen Änderungen im Nahrungsangebot können wir uns auch energetisch vollwertig ernähren. Erinnern Sie sich? Wir wollen uns auch beim Abnehmen so ernähren, dass es schmeckt.

Getreide

Es gibt auch Klienten, die lieber *herzhaft* essen, besonders ein schönes Vollkornbrot mit Käse oder Schinken, was nach der gängigen Ernährungsempfehlung besonders gesund ist. Auch diese Klienten teste ich mit dem kinesiologischen Muskeltest. Sie halten sich zum Beispiel ein paar Körner Weizen (aus biologischem Anbau natürlich) vor den Bauchnabel, und bei den meisten gibt der Muskel nach! Danach lasse ich sie sagen: »Ich möchte abnehmen«, und auch dabei kommt es zum Nachgeben. Weizen *kann* also psychische Umkehrungen auf das Abnehmen produzieren, und er *kann* auch das Energiesystem schwächen! Viele dieser Klienten berichten dann, dass sie Käsevollkornbrote über alles lieben und davon fünf auf einmal essen könnten, obwohl sie eigentlich längst satt sein müssten. Auch dieses Phänomen, dass sie nicht aufhören können, weist auf eine psychische Umkehrung hin.

Weizen und auch andere Getreidesorten können aus energetischer Sicht eher eine Belastung darstellen. Auch aus physiologischer Sicht sind sie nicht unproblematisch. Getreide enthalten viele konzentrierte Kohlenhydrate in Form von Stärke. Der Körper hat aber wenige bis gar keine Enzyme, um diese auch zu verdauen. Getreide kann also eine Last sein. Tiere werden mit Getreide gemästet, Hochleistungssportler essen eine kohlenhydratreiche Kost, um sich auf Wettkämpfe vorzubereiten. Aber wir sind weder Hochleistungssportler, noch wollen wir gemästet werden. (Eher im Gegenteil!) Diese hochkomplexen Kohlenhydrate muss der Körper in einer langen Abfolge von Schritten zu den Einfachzuckern abbauen, die wir dann erst verwerten können. Kohlenhydrate aus Gemüse oder Obst sind für den Körper viel einfacher zu verdauen, diese Nahrungsmittel enthalten außerdem viele Vitamine und Mineralstoffe sowie viele andere Stoffe, die wir für unseren Stoffwechsel brauchen.

Viele Klienten, die zu mir kommen, wollen nicht auf ihr täglich Brot verzichten. Ich kann oft schon in der Beratungssitzung erkennen, dass sie nicht vorhaben, meinen Empfehlungen zu folgen. Ich selbst lasse alle Beilagen weg, die zum Sattessen dienen (Nudeln, Kartoffeln, bedingt auch Reis), und esse mich lieber an Gemüse, auch an Fleisch und Fisch, satt. Wir alle brauchen Kohlenhydrate, je nach Stoffwechseltyp mehr oder weniger, warum aber in konzentrierter Form? Wenn wir sowieso das Gefühl haben, wenig essen zu dürfen, werden wir durch Obst und Gemüse doch auch satt!

Es gibt eine Sorte Brot, die aus energetischer Sicht sehr stärkend ist: das sogenannte Essener Brot (erhältlich in guten Naturkostläden und Reformhäusern; weitere Informationen unter: www.terrasana.com). Dieses Brot wird aus biologischem Weizen oder anderen Getreidesorten hergestellt. Das Besondere daran ist, dass es aus *gekeimtem* Weizen besteht. Durch das Keimen wird die Stärke besser aufgeschlossen, das Brot ist leichter verdaulich, durch das Keimen eigentlich zum Gemüse geworden, und dadurch sind auch mehr Vitamine enthalten. Diesem Brot gelingt es im Unterschied zu normalem Brot, bei ganz vielen Klienten einen nachgebenden Testmuskel und damit auch das Energiesystem zu stärken. Wenn meine Klienten vorher durch den normalen Weizen eine psychische Umkehrung in Hinsicht auf das Abnehmen hatten, korrigierte sich diese Umkehrung oft schon dadurch, dass sie sich das Essener Brot vor den Bauchnabel hielten. Dieses Brot produziert also keine Umkehrungen, sondern korrigiert sie sogar! Es schmeckt sehr saftig und leicht süßlich – und man kann maximal drei Scheiben davon essen. (Das hört sich viel an, aber es ist ein winziges Kastenbrot.) Wenn Sie viel und gerne Brot essen, möchte ich Ihnen unbedingt vorschlagen, das auszuprobieren.

Wer eine Getreidemühle hat, kann gekeimtes Getreide auch leicht selbst in der Küche verwenden: Weizenkörner oder sogar Dinkelkörner keimen lassen, nur so lange, dass der Keim nicht länger wird als das Korn, und dann weiterverarbeiten. Damit können wir alles machen, was wir auch sonst mit Getreidekörnern machen: Müsli, Brot oder Pizzaboden und sogar Kuchenteig. Es ist eine Wohltat für unser Energiesystem.

Milch und Milchprodukte

Das Nächste, was ich regelmäßig teste, ist Milch, genauer gesagt Kuhmilch. Bei vielen Klienten springt daraufhin energetisch »die Sicherung heraus«, sie sind gar nicht mehr zu testen, sondern ich erhalte einen blockierten Muskel. Ernährungswissenschaftler loben Milch in den höchsten Tönen, aber aus energetischer Sicht ist sie oft eine Belastung. Umgewandelte Milchprodukte wie Quark, Joghurt oder am besten Kefir werden besser vertragen. Probieren Sie es aus: Fühlen Sie sich nach einem Glas Milch wirklich gut, auch noch nach zwei Stunden? Nein? Vielleicht wäre es für Ihr Energiesystem hilfreicher, auf Sojamilch umzusteigen. Unser geliebter Kaffee mit Milch und Zucker macht oft nur deswegen wach, weil der Körper in größten Stress gerät.

Ursprüngliche Nahrung

Zum Abschluss meiner Testdemonstration halte ich Obst und Gemüse bereit, um meinen Klienten zu zeigen, was so einfache Nahrungsmittel wie ein Apfel oder eine Möhre für unser Energiesystem tun können. Das sind unsere *Nahrungsmittel*, unsere *Lebensmittel!*

Ich habe im Laufe meiner Arbeit einen hohen Respekt vor ursprünglicher Nahrung bekommen. Sich ursprünglich ernähren heißt in diesem Fall, das Essen aus Grundnahrungsmitteln zuzubereiten. Viel Obst und Gemüse, roh oder schonend gegart, als Hauptmahlzeit zum Sattessen, aber auch als Salat, das Essener Brot mit leckeren Aufstrichen oder Käse, ein wenig Milchprodukte, einige Nüsse pro Woche, Trockenobst wie Feigen oder Aprikosen abends zum Naschen, gutes Fleisch und besonders Fisch – die einzelnen Anteile auf den jeweiligen Stoffwechseltyp abgestimmt.

Wichtig sind ebenfalls gute Fette wie Kokosfett oder hochwertige Öle, aber auch langkettige Omega-3-Fettsäuren, enthalten in Fisch oder hochwertigen Fischölkapseln. (Mehr Informationen dazu gibt es bei: Uwe Karstädt: *Die 7 Revolutionen der Medizin*, München: Titan-Verlag, 2004; Peter Königs: *Kokosfett – ideal für Genuss, Gesundheit und Gewicht*, Kirchzarten: VAK, 2003; Lalitha Thomas: *Nimm 10! Alles, was Sie brauchen – in zehn Nahrungsmitteln*, Kirchzarten: VAK, 2000.)

Aus diesen Grundnahrungsmitteln lassen sich die leckersten Gerichte zaubern.

Es geht bei der gesundheitsbewussten Ernährung darum, dem Körper zu geben, was er für sein optimales Funktionieren benötigt, und auch darum, das Essen *wirklich zu genießen*.

Beides schließt sich überhaupt nicht aus, wenn wir nur diese einfachen Hinweise beachten.

Was passiert eigentlich beim Abnehmen?

Ich möchte Ihnen an dieser Stelle einen kleinen Überblick darüber geben, was beim Abnehmen passiert und worauf Sie achten müssen. Ganz grob gesagt nehmen wir zu, wenn wir mehr Energie zu uns nehmen, als wir verbrauchen, und wir nehmen ab, wenn wir weniger Energie zu uns nehmen, als wir verbrauchen. Eigentlich ganz einfach.

Wenn wir weniger Energie bekommen, als wir benötigen, verbraucht der Körper erst die gespeicherten Zuckerreserven. Wenn diese aufgebraucht sind, geht der Körper an die Substanz. Jetzt besteht die Gefahr, dass der Körper statt des Fettes erst das Muskelgewebe aus den Zellen abbaut. Wenn wir uns nicht ausreichend bewegen und damit dem Körper sagen, er möge doch bitte lieber die Fettdepots nutzen, weil wir die Muskeln ja noch brauchen, kann es sein, dass unser Muskelgewebe abgebaut wird und wir immer schlapper werden. Bewegung gehört also unbedingt dazu. »Na, toll«, werden Sie jetzt sagen und sich selbst schon schweißüberströmt im Fitnessstudio sehen. Aber auch leichte Bewegung wie flottes Gehen, auf Neudeutsch Walking genannt, zählt zur Bewegung. Auch Hausarbeit kann ausreichend Bewegung sein, Kinder (und Hunde) halten uns ebenfalls in Bewegung und das Rasenmähen sowieso. Dabei ist es fürs Abnehmen besser, wenn Sie sich *nicht* verausgaben und übermäßig bewegen.

Es dient dem Erhalt der Muskeln, wenn Sie langsam abnehmen. Ebenso spricht ein anderer Grund dafür, nicht zu schnell vorzugehen. Wenn Sie sehr schnell abnehmen wollen, zum Beispiel bei einer Diät, müssen Sie die tägliche Kalorienzahl drastisch verringern. Das ist für den Körper aber wie eine plötzliche »Hungersnot«. Der Körper ist ein unglaublicher Organismus: Er kann sich an eine verringerte Kalorienzahl anpassen. Er drosselt einfach den Stoffwechsel, fährt sozusagen ein Sparprogramm. Oft ernährt er sich zusätzlich aus der Muskelmasse. Das heißt, die Kalorienanzahl, die wir ihm in einer Diät zuführen, wird dann die »normale« Kalorienzahl; der Körper stellt sich also auf das verringerte Nahrungsangebot ein. Wenn die Diät vorbei ist, freut sich der Körper, dass jetzt mehr Energie zur Verfügung steht, und lagert ganz schnell neue Fettreserven ein, »für die nächste Hungersnot«. Je mehr Diäten wir machen, desto schneller und effektiver wirkt dieser Mechanismus. *Wir trainieren durch Diäten den Körper dahingehend, sehr schnell auf das Notprogramm umzuschalten.* Und der Körper wird immer »misstrauischer« und fährt immer zögerlicher den Stoffwechsel wieder hoch. Außerdem möchte er lieber noch ein paar Pfunde mehr auf den Rippen haben, als Polster für die nächste Hungersnot. Das ist dieses Phänomen, dass wir irgendwann nach einer Diät *mehr* wiegen als vor der Diät. Der Körper will sein Gewicht wiederhaben und noch ein paar Pfund extra – man kann ja nie wissen. Diese Strategien haben gewährleistet, dass die Menschheit viele Millionen Jahre lang überlebt hat. Nur dem heutigen Menschen machen sie zu schaffen. Das bedeutet also, dass wir mit Diäten nicht wirklich abnehmen können.

Über die Kalorienmenge, ab der der Körper den Stoffwechsel herunterfährt, sind sich die Experten nicht ganz einig. Die meisten sprechen aber von etwa 1300 Kalorien täglich – was deutlich über der Kalorienzahl liegt, die bei Diäten erlaubt ist.

Sinnvoller ist es, wenn wir unsere Ernährung so umstellen, dass wir die Kalorien *etwas* reduzieren und uns trotzdem ausreichend ernähren. Wir machen also keine Diät, sondern eine Ernährungsumstellung. Und ab und zu machen wir eine Pause von der reduzierten Kalorienmenge, in der wir dem Körper die Gelegenheit geben, *langsam* den Stoffwechsel wieder hochzufahren, falls er ihn doch heruntergefahren haben sollte.

Wahrscheinlich erscheint Ihnen diese Vorgehensweise sehr langsam. Überlegen Sie aber einmal, wie viel Zeit Sie in den letzten Jahren mit Abnehmen und (wieder) Zunehmen beschäftigt waren. Der Vorteil dieses Vorgehens ist es, dass Sie Ihr Gewicht halten können und ein anderes (gesünderes?) Essverhalten erlernen.

Bereit zum Abnehmen?

Die Zeiten, in denen wir uns entschieden haben abzunehmen, bedeuten für unser Leben eine mehr oder weniger große Veränderung. Es geht nicht nur darum, eine Zeit lang weniger Kalorien zu uns zu nehmen, sondern es geht um viel mehr. Wenn wir erfolgreich abnehmen, kann es sein, dass wir uns aus einer alten Familientradition verabschieden müssen. Übergewichtige Menschen sehen sich selbst – und werden auch so gesehen – als Versager, als undiszipliniert und ungefährlich. Doch was passiert, wenn Sie erfolgreich abnehmen? Wer hat etwas dagegen, wenn Sie abnehmen? Kommt dann Neid auf oder Konkurrenz, gehören Sie auf einmal nicht mehr zur Familie? Fühlen Sie sich schuldig, wenn Sie sich auf neue Wege begeben? Was ist mit den Menschen aus Ihrer Umgebung, kommen bei ihnen Ängste und Sorgen hoch, dass Sie auf einmal nicht mehr so sind, wie Sie einmal waren, dass Sie die Menschen hinter sich lassen – auf zu neuen Ufern?

Dürfen Sie gesund sein? Darf es Ihnen besser gehen, als Ihrer Mutter, Ihrer Schwester oder anderen eng vertrauten Personen? Dürfen Sie erfolgreicher sein, schlanker, schöner, beliebter? Oder schaffen Sie die Verbindung zu Ihrer Familie über Leiden und Sorgen? Werden Sie ausgestoßen, wenn Sie sich nicht mehr über Diäten und Abnehmen unterhalten können?

Sind Sie es sich wert, dass Sie gut für sich sorgen, dass Sie sich gut ernähren, schön kleiden, auf Ihre Bedürfnisse achten und sich selbst lieben und wertschätzen? Das alles gehört zum Thema Abnehmen dazu, Ihr Leben wird sehr in Bewegung geraten. Manchmal ist der Stress, das Abnehmen durchzuhalten, größer als der Stress, das Gewicht und die falsche Ernährung zu ertragen. Deswegen ist es sehr wichtig, dass Sie sich auf diese Zeit des Abnehmens vorbereiten. Wenn Sie sowieso schon ein sehr stressiges Leben haben, wäre der Stress mit dem Abnehmen noch eine zusätzliche Belastung. Wenn Sie Ihren Tag nur mithilfe des Essens überstehen können, dürfen Sie nicht einfach aufhören, zu viel zu essen. Sie müssen erst einmal wieder neue Strategien und Möglichkeiten entwickeln, damit Sie das übermäßige Essen lassen können. Das Essen und Ihr Gewicht haben Sie vielleicht vor noch größerem Schaden bewahrt; es war eine Lösung, die Ihnen im Leben sehr geholfen hat. Wenn das alles jetzt nicht mehr zu Ihrem Leben passt, ist das ein Zeichen dafür, dass Sie sich weiterentwickelt haben. Und nun passen die alten Lösungen nicht mehr auf Ihr neues Leben.

Je nachdem, wie Sie sich in den letzten Jahren ernährt haben, wird auch Ihr körperlicher Zustand sein. Deshalb ist es wichtig, sich erst einmal vernünftig zu ernähren und Stress zu reduzieren, damit wir den Körper vorbereiten auf das Abnehmen.

An unserem Gewicht hängen oft auch Emotionen. Wenn unsere Pfunde schwinden, haben wir weniger, hinter dem wir uns verstecken können. Was kommt bei uns zum Vorschein? Sind wir wirklich bereit zum Abnehmen?

Wenn wir abnehmen, begeben wir uns auf eine Reise zu uns selbst – sind Sie dazu bereit? Ich meine, *wirklich* bereit??!

WICHTIG

Wir müssen erst unseren Körper und unsere Seele stärken, um mit dem Abnehmen umgehen zu können.

7. Nun geht es los ...

Wenn Sie sich dafür entschieden haben, die Themen rund um Ihr Gewicht anzugehen, möchte ich Ihnen im nun folgenden Praxisteil Anleitungen an die Hand geben, um ...

- Ihren Stress auf das Thema Abnehmen zu balancieren.
- psychische Umkehrungen zu korrigieren, die auf Ihr Leben im Allgemeinen oder speziell auf das Abnehmen bezogen sind.
- mithilfe der Klopfakupressur mit Heißhunger, Verlockungen durch bestimmte Nahrungsmittel, mit dem Bedürfnis, alles aufessen zu müssen und mit Ihren Fallstricken umzugehen.
- Ihnen andere Möglichkeiten als das Essen zu zeigen, wie Sie mit unangenehmen Gefühlen umgehen können.
- sich selbst etwas mehr wertzuschätzen und zu lieben.

Was kann mich bei meinem Vorhaben unterstützen?

Manche Menschen führen ein Abnehmtagebuch, in dem sie die Höhen und Tiefen ihres Weges aufzeichnen. Andere lassen sich vor dem Abnehmen und dann in regelmäßigen Abständen wieder fotografieren. Viele haben eine »Zielhose«, die sie einmal in der Woche anprobieren: Wenn sie sehen, wie weit sie diese Hose hochziehen oder sie sogar schon fast zumachen können, wissen sie, dass sie auf dem richtigen Weg sind.

WICHTIG

Finden Sie einen Weg, Ihre Fortschritte auch sichtbar zu machen!

Das kann sehr motivieren, wenn der unvermeidliche »Hänger« kommt, Sie am liebsten alles hinschmeißen und sich mit Ihrem Gewicht arrangieren würden.

Vielleicht finden Sie jemand anderen, Ihren Partner oder Ihre Partnerin, einen Freund, eine Freundin oder jemanden aus der Familie, der Lust hat, mit Ihnen gemeinsam abzunehmen.

Zu zweit oder in der Gruppe nimmt es sich manchmal leichter ab.

Für den Fall, dass Sie während des Abnehmens unangenehme Gefühle haben, sei es Angst, Stress, Frust, Einsamkeit oder was auch immer, habe ich Ihnen Anleitungen beigefügt.

Probieren Sie aus, wie gut es Ihnen tut, wenn Sie, statt zu essen und alles Unangenehme herunterzuschlucken, der Anleitung zum Thema »Negative Gefühle« auf S. 189 folgen oder der Anleitung für eine *EmoTrance*-Sitzung auf S. 209.

Vielleicht werden Sie mit dem zunehmenden Schwinden Ihres Gewichtes auch »dünnhäutiger«.

Statt zu essen, sind Sie dann in der Lage, mithilfe der Klopfakupressur eine andere Form der Stressbewältigung einzusetzen.

Seien Sie immer geduldig mit sich, all das kann niemand an einem Tag oder in einem Monat vollständig umsetzen.

Wie gehe ich jetzt am besten vor?

Themen sammeln und Prioritäten setzen
Sie werden, wenn Sie das Buch bis hierhin durchgearbeitet haben, viele Informationen zu Ihren persönlichen Themen und Fallstricken gesammelt haben. Um zu entscheiden, wo Sie mit der Arbeit beginnen wollen, listen Sie Ihre individuellen Themen noch einmal genau auf. Welche Themen sind entscheidend für Ihren Abnehmerfolg? Welches ist das Thema, das Sie am dringendsten bearbeiten müssen? Was macht Ihnen das Abnehmen besonders schwer? Welche Fallstricke werden auftauchen? Geben Sie Ihren Themen eine Priorität. Womit fangen Sie sinnvollerweise an? Fangen Sie lieber mit der höchsten oder der niedrigsten Priorität an? Manchmal ist es besser, mit dem Leichtesten zu beginnen, um Erfolgserlebnisse zu haben. Aber auch, wenn wir das Wichtigste zuerst angehen, kann uns das sehr viel weiter bringen.

_____

_____

_____

_____

_____

Die meisten Menschen wissen genau, was ihnen das Abnehmen schwermacht. Die einen plagen sich mit Heißhunger herum, die anderen essen aus Frust oder zur Belohnung. Manche Menschen essen unregelmäßig und haben dann riesigen Hunger, andere wiederum essen nicht die Nahrung, die ihnen guttut. Ganz wichtig ist es, nicht mit allen Themen gleichzeitig zu beginnen, weil dieser Berg schnell zu viel sein kann. Fangen Sie also mit einem Thema dieser Liste an, das Ihnen klar ist. (Wenn sich daraus noch Unterthemen ergeben, die damit verbunden sind, ist es natürlich sinnvoll, diese gleich mit zu bearbeiten.)

Wenn Sie beispielsweise immer wieder Heißhunger auf Schokolade befällt und das Ihr größtes Problem ist, dann folgen Sie der Anleitung zum Thema »Heißhunger« auf S. 194. Essen Sie zum Beispiel immer wieder, wenn Sie traurig (wütend, ängstlich, gelangweilt usw.) sind, dann wäre es hilfreich, mit der Anleitung zum Thema »Negative Gefühle« zu beginnen.

WICHTIG

Seien Sie behutsam mit sich und überfordern Sie sich nicht. Manchmal ist weniger mehr!

Die passende Ernährung suchen

Am besten fangen Sie dann erst einmal damit an, sich auf das Abnehmen vorzubereiten. Beginnen Sie in einer Zeit, in der Ihr Leben seine gewohnten Bahnen nimmt, Sie also nicht durch besondere Lebensumstände beansprucht werden. Probieren Sie aus (oder lassen Sie bestimmen), welche Ernährungsform zu Ihnen passt. Stellen Sie Ihre Ernährung langsam um. Lassen Sie Zucker weg, experimentieren Sie mit Getreide, probieren Sie das Essener Brot und reduzieren allmählich die konzentrierten Kohlenhydrate (also Kartoffeln, Reis, Nudeln) zugunsten von mehr Obst und Gemüse. Beobachten Sie, welche Nahrungsmittel Ihnen guttun, Sie also stärken und nähren, und welche Sie schwächen, Sie hungrig und müde machen. Das herauszufinden dauert auch seine Zeit. Suchen Sie sich einen nicht zu anstrengenden Sport oder irgendeine Form der Bewegung, die Ihnen Spaß macht.

Wenn diese Aufgaben zur Vorbereitung bereits so stressbesetzt sind, dass Sie keine davon umsetzen können, dann suchen Sie sich aus den Anleitungen in Kapitel 10 diejenige heraus, die am ehesten Ihrem Problemthema entspricht. Ich habe jeder Anleitung einige kurze Sätze vorangestellt, in denen das Thema genauer bestimmt wird. Denn es ist wichtig, Ihr Problem zunächst einmal genau zu benennen. Wo finden Sie sich wieder? Was spricht Sie an? Für welche dieser Aussagen möchten Sie die Klopfakupressur nutzen? Bei dieser Auswahl hilft Ihnen auch Ihre Prioritätenliste weiter.

Das Klopfen in den Alltag integrieren

Bevor Sie mit der Arbeit an Ihrem individuellen Problemthema beginnen, sollten Sie die psychischen Umkehrungen auf das Leben insgesamt und auf das Abnehmen im Besonderen korrigieren. Wie Sie genau vorgehen, finden Sie in Kapitel 8.

Denn wenn Sie eine solche Umkehrung nicht auflösen, werden Sie sich bei allen Abnehmversuchen immer wieder selbst sabotieren. Ihre Umkehrung auf das Abnehmen können Sie aber auch mehrmals täglich korrigieren, wenn Sie bemerken, dass sich Ihre alten Ernährungsgewohnheiten wieder einschleichen. Verwenden Sie dafür die Klopfsequenz zum Thema Wunschgewicht auf S. 191. Es schadet nicht, wenn Sie diese Korrektur zu oft durchführen – doch wenn Sie das zu selten tun, macht es Ihnen das Abnehmen sehr viel schwerer.

Nehmen Sie sich regelmäßig Zeit, an Ihrem Vorgehen weiterzuarbeiten. Es macht wenig Sinn, einmal eine Anleitung durchzuführen und dann nie wieder. Integrieren Sie die Arbeit in Ihr tägliches Leben. Machen Sie einen Termin mit sich selbst aus. (Einigen Klienten hilft es, diesen sogar in ihren Terminkalender einzutragen, denn dann können sie mit gutem Gewissen sagen, der Termin sei schon vergeben.) Finden Sie feste Zeiten in Ihrer Woche, die nur Ihnen und damit auch Ihrem Vorhaben abzunehmen gehören. Manche Klienten haben am meisten Ruhe in den frühen Morgenstunden, wenn alle anderen noch schlafen, andere lieben den Abend, wenn alle allmählich zur Ruhe kommen. Wann ist die ruhigste Zeit in Ihrer Woche? Wenn die Kinder beispielsweise im Kindergarten oder in der Schule sind, die Frau bei ihrer Freundin ist, der Mann beim Sport usw.

Viele Klienten fühlen sich mehr oder weniger »komisch«, wenn sie die Klopfakupressur das erste Mal ausprobieren, das ist ganz normal. Dann ist es oft leichter, wenn keine Kinder zusehen, die entsprechende Kommentare abgeben können. Manchmal sind gerade Kinder aber auch eine große Hilfe, weil sie unvoreingenommen ausprobieren, was das Klopfen bewirken kann.

Ich schlage Ihnen vor, sich zu Beginn Ihres Vorhabens etwas mehr Zeit zu nehmen, um den Ablauf der Klopfsequenz zu üben und die allerwichtigsten Themen auf Ihrer Prioritätenliste abzuarbeiten. Sie werden bemerken, dass Sie das Klopfen immer schneller durchführen können. Mit ein wenig mehr Übung dauert es keine drei Minuten mehr. Später, wenn Sie energetisch schon stabiler sind, werden Sie nicht mehr so oft klopfen, sondern ein Gefühl dafür entwickeln, wann es mal wieder an der Zeit ist.

Achten Sie auch im Alltag weiterhin genau auf Ihre Fallstricke. Was macht es Ihnen schwer, Ihr Vorhaben durchzuhalten? Wo sabotieren Sie sich, wo können Sie der Versuchung nicht widerstehen? Für diese Fälle habe ich Ihnen Anleitungen beigefügt, zum Beispiel zur Motivation (S. 206), zu Versuchungen (S. 202), oder wenn Sie ungeduldig werden (S. 196). Wenn Ihr größtes Problem ist, dass Sie immer alles aufessen müssen, hilft Ihnen die Anleitung auf S. 204. Wenn Sie felsenfest davon überzeugt sind, dass Sie niemals abnehmen werden, finden Sie eine Anleitung zur Arbeit mit festsitzenden Überzeugungen auf S. 200. Wenn also ein entsprechendes Problem auftaucht, können Sie (auch unabhängig von Ihrer Prioritätenliste) sofort darauf eingehen.

8. Psychische Umkehrungen

Wie ich schon des Öfteren im Buch hervorgehoben habe, liegt den Schwierigkeiten beim Abnehmen oft ein Phänomen zugrunde, das der Begründer der *Energy Psychology*®, Roger Callahan, psychische Umkehrung nannte. *Unser Verhalten läuft dabei genau entgegengesetzt zu dem Ziel, das wir erreichen wollen.* Wir wollen also wirklich abnehmen, essen aber trotzdem immer wieder Nahrungsmittel, von denen wir eigentlich genau wissen, dass wir damit gar nicht abnehmen können, auch in Mengen, die uns nicht gut tun. Wenn wir uns in dem Zustand der psychischen Umkehrung befinden, wirkt die Klopfakupressur nicht! Deswegen ist es sehr wichtig, dass Sie die verschiedenen Umkehrungen kennen und sie korrigieren können, bevor Sie mit der Arbeit an Ihren individuellen Themen beginnen.

Was sind psychische Umkehrungen?

Der Begriff der psychischen Umkehrung beschreibt Interferenzphänomene und energetische Blockaden, Zustände von Selbstsabotage, die immer dann vorliegen, wenn die Motivation auf eine Art und Weise wirksam wird, die der Art, wie sie wirken sollte, genau entgegengesetzt ist.

Für Leser, die den Anfang des Buches übersprungen haben und direkt im Praxisteil begonnen haben zu lesen, folgt hier nochmals eine kurze Zusammenfassung zum Phänomen der psychischen Umkehrung.

Wir alle erleben Momente, in denen uns bewusst wird, dass unser Verhalten uns selbst oder den Menschen gegenüber, die wir lieben, destruktiv und verletzend ist. Und dennoch scheinen wir hilflos und unfähig zu sein, diesem Verhalten Einhalt zu gebieten. Es ist fast so, als wäre unser Wille gelähmt, und wir scheinen nicht in der Lage zu sein, daran etwas zu ändern. In diesen Situationen widerfährt uns das, was ich als eine psychische Umkehrung bezeichne.

Stehen wir unter dem Einfluss einer psychischen Umkehrung, so sind unsere Handlungen das Gegenteil von dem, was wir behaupten, tun zu wollen. Es könnte zum Beispiel sein, dass Sie sagen, Sie wollten aufhören zu essen, wenn Sie nicht mehr hungrig sind, und in Ihrem tiefsten Inneren wollen Sie das auch wirklich. Im täglichen Leben jedoch essen Sie auch weiterhin zu viel. Sie sabotieren Ihre eigenen Bemühungen, Sie fühlen sich hilflos und wissen nicht warum.

Manchmal wissen wir eigentlich genau, was wir tun müssten, um uns besser zu fühlen oder ein grundlegendes Problem zu lösen, aber es gelingt uns einfach nicht, so sehr wir uns auch bemühen. Von anderen erhalten wir gute Ratschläge, die sich auch wirklich gut anhören, aber wir können uns nicht vorstellen, dass sie uns helfen können. Ja, manchmal machen wir sogar das Gegenteil von dem, was wir tun müssten, um uns zu helfen – wir können einfach nicht anders. Es ist, als ob wir »verdreht« wären. Das ist ein Zustand, für den Roger Callahan den Begriff der psychischen Umkehrung geprägt hat. Was genau in unserem Körper geschieht, wenn wir psychisch umgekehrt sind, ist noch nicht abschließend geklärt. Aber an unserem Verhalten kann man erkennen, dass wir uns in diesem Zustand befinden. Das, was uns eigentlich gut tun würde, erreicht uns nicht, unser ganzes Wissen hilft uns nicht weiter, wir sabotieren unser eigenes Bemühen. Es ist, als ob unsere Energie in die falsche Richtung strömte und wir deshalb nicht dort ankämen, wo wir hinwollen. Stellen Sie sich bitte einmal einen Fluss vor. Wenn wir mit der Strömung fahren, kommen wir schnell und leicht an unser Ziel. Wenn der Fluss für uns in die falsche Richtung fließt, ist es entweder unmöglich oder *nur unter großer Anstrengung möglich*, dorthin zu gelangen, wohin wir wollen.

Wer kennt das nicht: Je mehr wir uns anstrengen und bemühen, desto schlimmer wird alles, und wir kommen immer weiter weg von dem, was wir eigentlich wollen. Erst wenn die psychische Umkehrung aufgelöst ist, wir also wieder »zurückgedreht« sind, können unsere Energien wieder in die richtige Richtung fließen, hin zur Lösung des Problems. Erst dann können wir ohne Stress unsere Energien nutzen, um das Ziel zu erreichen, das wir erreichen wollen.

Wie korrigiere ich psychische Umkehrungen?

Es ist nicht weiter schlimm, zu einem bestimmten Thema eine psychische Umkehrung zu haben; wichtig ist, *dass wir sie korrigieren*!

Die Korrektur wird folgendermaßen ausgeführt: Wir klopfen den Umkehrungspunkt (welchen, erfahren Sie in der Erklärung zur jeweiligen Umkehrung) und sprechen dabei laut und deutlich dreimal eine sogenannte Affirmation (einen positiven Glaubenssatz) aus, die beinhaltet, dass wir uns lieben und akzeptieren, *obwohl wir ein Problem haben.*

Ich habe bei jeder Umkehrung Sätze aufgelistet, die mithilfe des kinesiologischen Muskeltests abgefragt werden können.

Wenn niemand aus Ihrem persönlichen Umfeld Sie testen kann (diese Möglichkeit haben die wenigsten), dann sagen Sie die Sätze mehrmals laut vor sich hin. Oft können wir spüren, ob wir diese Sätze *leicht* sagen können, ob sie sich also »richtig« anfühlen, oder ob wir sie kaum »herausbekommen«.

Ich kann häufig schon an der Art, wie jemand über sich selbst spricht, erkennen, ob eine Umkehrung vorliegt. Sobald wir mit uns selbst unzufrieden sind, über uns selbst schimpfen oder sogar uns selbst verachten, liegt in den meisten Fällen eine Umkehrung vor.

Alle Menschen machen Fehler, das ist ganz normal und gehört zu unserem Lebendigsein dazu.

Wichtig ist, wie wir trotz unserer Fehler mit uns selbst umgehen.

Deswegen lautet der allgemeine Satz zur Korrektur von Umkehrungen immer: »Ich liebe und akzeptiere mich, obwohl ich ein Problem habe.«

Wir kennen die unterschiedlichsten Formen der psychischen Umkehrung.

Als Erstes ist es wichtig, dass wir uns mit den Umkehrungen beschäftigen, die sich allgemein auf unser Leben beziehen. Dies sind die ersten drei der genannten Umkehrungen.

1. Massive psychische Umkehrung

Diese Form der Umkehrung hat einen massiven Einfluss auf das Leben der jeweiligen Person; sie erstreckt sich über viele Lebenszusammenhänge und Kontexte. Viele Bereiche im Leben der Person sind in Unordnung. Oft beobachte ich diese Form von Umkehrung bei Menschen, deren Leben allgemein ein »Chaos« ist. Sie haben Schwierigkeiten im Beruf, fangen zum Beispiel immer wieder Streit mit ihren Kollegen an, suchen sich immer wieder Partner aus, die ihnen nicht guttun, und betreiben Raubbau mit ihrer Gesundheit. Erkennen Sie sich in dieser Beschreibung ein klein wenig wieder? Wenn Sie einmal ganz ehrlich sind?

Sagen Sie laut und deutlich den Satz »Ich möchte glücklich sein« und spüren Sie in Ihren Körper hinein, wie sich dieser Satz anfühlt. Gibt Ihnen dieser Satz ein gutes Gefühl? Welche Resonanz spüren Sie bei diesem Satz, fühlt er sich »richtig« an?

Sagen Sie dann laut und deutlich den Satz »Ich möchte unglücklich sein«. Wie fühlt sich dieser Satz an? Kein Mensch möchte wirklich unglücklich sein, aber fühlt sich dieser Satz nicht doch irgendwie »gut« an? Fühlen sich diese Sätze für Sie unterschiedlich an? Wo im Körper spüren Sie den Unterschied? Welcher Satz passt besser zu Ihnen?

Wenn Sie Zweifel haben (und seien sie noch so leise), dass der Satz »Ich möchte glücklich sein« zu Ihnen passt und richtig ist, dann korrigieren Sie vorsichtshalber die massive psychische Umkehrung folgendermaßen:

→ Massieren Sie den Wunden Punkt (s. Abbildung auf S. 155) und sagen gleichzeitig dreimal laut den Satz: »Ich liebe und akzeptiere mich, obwohl ich nicht glücklich sein möchte.«

Spüren Sie dann nach, ob diese Korrektur etwas an Ihren Empfindungen geändert hat. Sagen Sie zur Probe noch einmal den Satz: »Ich möchte glücklich sein«. Viele Klienten berichten, dass sie sich nach der Korrektur leichter fühlen oder tief durchatmen können.

Manchmal müssen aber erst weitere Umkehrungen auf das Leben korrigiert werden, damit dieser Effekt eintritt. Die nächste zu überprüfende Umkehrung ist die folgende:

2. Tief sitzende Umkehrung

Diese Umkehrung sitzt, wie der Name schon sagt, sehr tief. Wir wollen zwar glücklich sein, doch wir sind felsenfest davon überzeugt, dass wir niemals ein glückliches Leben führen werden. Diese Umkehrung bezieht sich also im Unterschied zu der vorherigen auf die Zukunft und auf unsere Perspektive für unser Leben.

Halten Sie einen Moment inne und stellen Sie sich Ihre Zukunft vor, wie sie sein würde, wenn alles so weiterlaufen würde wie bisher. Selbst wenn Sie im Moment eine stressige Phase haben (die haben wir alle manchmal, das gehört zum Leben dazu): Was für ein Gefühl haben Sie für Ihre Zukunft?

Sagen Sie laut und deutlich: »Ich werde glücklich sein.« Wie fühlt sich dieser Satz an? Fühlt er sich rundum richtig an oder endet er mit einem Fragezeichen? Sagen Sie

WP = Wunder Punkt

Dieser Punkt liegt auf der linken Seite des Brustkorbs, unterhalb der Mitte des Schlüsselbeins, auf halbem Weg zur Brustwarze.

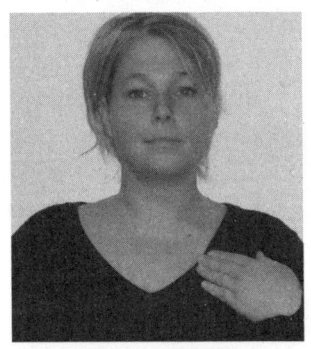

UN = Unter der Nase
(GG 26):

Dieser Punkt liegt unterhalb der Nase, zwischen Nase und Unterlippe.

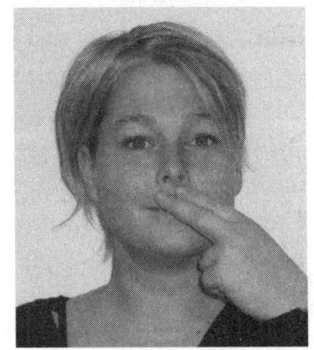

HK = Handkantenpunkt
(Dü 3):

Dieser Punkt liegt an der Außenkante der Hand, an der Basis des kleinen Fingers. Wenn man eine Faust macht, liegt der Punkt am äußeren Ende der unteren Beugefalte.

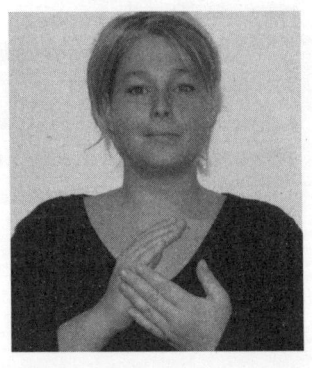

zum Vergleich: »Ich werde niemals glücklich sein.« Wie fühlt sich dieser Satz an, wahr oder falsch?

Wenn Sie in Bezug auf eine glückliche Zukunft ein Fragezeichen setzen oder sogar ein schlechtes Gefühl haben, korrigieren Sie die tief sitzende Umkehrung:

→ Klopfen Sie den Punkt UN (= Unter der Nase, s. Abbildung auf S. 155) und sagen gleichzeitig folgenden Satz dreimal laut und deutlich:
»Ich liebe und akzeptiere mich, auch wenn ich niemals in meinem Leben glücklich sein werde.«

Dann sagen Sie wieder den Satz: »Ich werde glücklich sein.« Hat sich in Ihrer Empfindung etwas geändert? Wie fühlt dieser Satz sich jetzt an? Wie fühlen Sie sich in Bezug auf Ihr Leben? Für einige Klienten ist es sehr wichtig, die nun folgende Umkehrung zu korrigieren, bevor sie vom Gefühl her einen Unterschied bemerken.

3. Kriterienbezogene psychische Umkehrung

Diese Umkehrung bezieht sich auf bestimmte Kriterien in Bezug auf unsere Lebensauffassung und unsere Glaubensmuster. Die Kriterien können sein: Verdienen, Sicherheit, Motivation, Möglichkeit, Erlaubnis, Nutzen, Verlust, Identität, Überleben.

Diese Art der Umkehrung wurde bei einem Mann entdeckt, der eine schwere Straftat begangen hatte. Er hatte seine Strafe abgesessen und bereute die Tat zutiefst. Seine Therapeuten wollten ihm helfen, durch Klopfakupressur seine Schuldgefühle zu verringern, aber die Methode funktionierte nicht. Sie versuchten alles, doch es änderte sich nichts. Als sie ihn schließlich fragten, warum seiner

Meinung nach das Klopfen nicht funktioniere, sagte er nur: »Ich glaube einfach nicht daran, dass ich es *verdiene*, jemals wieder glücklich zu werden.«

Viele Klienten haben das Gefühl, es nicht zu verdienen, dass es ihnen besser geht. Sie müssen sich immer noch mehr anstrengen, immer noch mehr arbeiten. Das Leben wird als hart angesehen, und liebevoll und behutsam zu sich selbst zu sein, wird abgelehnt.

Sagen Sie folgenden Satz laut und deutlich: »Ich verdiene es, glücklich zu sein.« Fühlt er sich richtig an? Vergleichen Sie mit dem Satz: »Ich verdiene es, unglücklich zu sein.« Ist dieser Satz stimmiger?

Wenn ja, dann korrigieren Sie die kriterienbezogene Umkehrung wie folgt:

→ Klopfen Sie den Punkt HK (= Handkantenpunkt, s. Abbildung auf S. 155) und sagen dreimal laut und deutlich:

»Ich liebe und akzeptiere mich, auch wenn ich es nicht verdiene, glücklich zu sein.«

Nach diesem Muster können wir weitere kriterienbezogene Umkehrungen überprüfen und gegebenenfalls korrigieren. Sprechen Sie die folgenden Sätze laut aus und spüren Sie, ob diese sich richtig anfühlen, oder ob Sie Zweifel haben:

- »Ich bin in Sicherheit, wenn ich glücklich bin.«
- »Ich tue alles, was möglich ist, um glücklich zu sein.«
- »Ich habe alles, was ich brauche, um glücklich zu sein.«
- »Ich erlaube mir, glücklich zu sein.«
- »Es wird gut für mich sein, wenn ich glücklich bin.«

- »Ich habe alles, was ich brauche, wenn ich glücklich bin.«
- »Es passt zu mir, wenn ich glücklich bin.«
- »Ich werde überleben, wenn ich glücklich bin.«

Wenn Sie einen oder mehrere dieser Sätze nicht für sich bejahen können, haben Sie eine kriterienbezogene Umkehrung in Bezug auf Ihr Leben. Diese können Sie ganz einfach auflösen, wie bereits oben beschrieben:

→ Klopfen Sie den Punkt HK (= Handkantenpunkt, s. Abbildung auf S. 155) und sagen dreimal laut und deutlich:
»Ich liebe und akzeptiere mich, auch wenn ich nicht …« (Fügen Sie hier den jeweiligen kriterienbezogenen Satz ein.)

Denken Sie nach diesen Korrekturen erneut an Ihr Leben: Wie fühlen Sie sich jetzt dabei?

Gab es eine Veränderung?

Wenn ja, welcher Satz mit welcher Korrektur hat Ihnen am meisten geholfen?

Viele Menschen haben für sie typische Umkehrungen, die immer wieder auftreten, wenn es ihnen schlecht geht oder sie aus ihrer Mitte geraten sind. Wenn Sie das Klopfen in Ihr Leben integrieren, werden Sie Ihre individuellen Umkehrungen kennenlernen und können diese schnell korrigieren.

Im Folgenden werden wir uns mit den Umkehrungen in Bezug auf ein jeweiliges Problem beschäftigen. Die Vorgehensweise ist genauso wie bei den Umkehrungen auf das Leben.

Umkehrungen in Bezug auf ein bestimmtes Problem

Es gibt Umkehrungen, die sich nicht auf unser Leben allgemein, sondern speziell auf ein Problem beziehen (in unserem Fall wäre dies das Thema Abnehmen). Auch diese Umkehrungen müssen überprüft und korrigiert werden, bevor Sie ein Problem mit Klopfakupressur bearbeiten – was auch immer das für ein Problem sein mag.

Damit Sie auch andere Themen als das Abnehmen bearbeiten können, halte ich die Beschreibung hier allgemeiner. Sie können dann einfach das jeweilige Thema einsetzen, das Sie belastet. Einsetzen können Sie zum Beispiel alle unangenehmen Gefühle, wie Traurigkeit, Wut, Angst, Scham usw., aber auch Stress und Überlastungsgefühle oder Situationen und Erinnerungen, die Sie belasten.

Abzunehmen bedeutet für die meisten Menschen auch, sich mit sich selbst und ihrem Leben zu beschäftigen. Oft werden wir dabei allmählich »dünnhäutiger«. Dann ist die Klopfakupressur eine sehr gute Hilfe, mit unserem Leben anders umzugehen, sodass wir uns nicht mehr mit Essen zu behelfen brauchen. Wenn wir diese Methode nutzen, um unsere negativen Gefühle zu balancieren, unsere Erinnerungen zu bearbeiten und belastende Situationen zu erleichtern, dann wird unser Leben uns immer leichter fallen – und wir selbst werden auch immer leichter werden.

Wichtig bei diesen Umkehrungssätzen ist, dass Sie Ihr Thema möglichst exakt formulieren. Ihr Energiesystem muss ganz genau wissen, welches Problem bearbeitet werden soll. Je konkreter Sie Ihr Problem benennen können, desto leichter wird Ihnen das Klopfen fallen. Nutzen Sie dabei Ihre eigene Ausdrucksweise, auch wenn diese vielleicht kein korrektes oder feines Deutsch ist.

Der Aufbau des Umkehrungssatzes ist immer gleich: »Ich liebe und akzeptiere mich, auch wenn …

- ich mich am liebsten voll(fr)essen möchte.«
- ich (schweine)wütend bin.«
- meine Mutter mich auf die Palme bringt.«
- ich das Leben absolut langweilig finde.«
- ich Angst davor habe, wenn ich …«
- …«

Weitere Vorschläge für Umkehrungen finden Sie in den Anleitungen ab S. 155.

Im Folgenden finden Sie die Erklärungen für die verschiedenen themenbezogenen Umkehrungen.

4. Spezifische oder kontextbezogene Umkehrung

Diese Umkehrung bezieht sich auf ein spezielles Problem, einen speziellen Kontext. Auch wenn wir uns in anderen Bereichen unseres Lebens wohlfühlen und kompetent sind, kann es sein, dass nur dieses eine spezielle Thema uns Schwierigkeiten bereitet. So viel Energie wir auch in dieses Thema stecken – wir kommen einfach nicht weiter. Wir fühlen uns unfähig und wollen aufgeben; vielleicht sind wir aber einfach nur energetisch »umgekehrt«.

Formulieren Sie bitte Ihr individuelles Problem oder Thema, das Sie bearbeiten möchten. Sagen Sie laut und deutlich diesen Satz und fügen dabei statt der allgemeinen Formulierung Ihr Thema ein: »Ich will dieses Problem (diesen Stress, diese Erinnerung, …) überwinden.« Wie fühlt es sich an, diesen Satz laut auszusprechen? Würden Sie ihn gefühlsmäßig bekräftigen oder haben Sie leise Zweifel?

Vergleichen Sie die Wirkung bei Ihnen mit dem gegenteiligen Satz: »Ich will dieses Problem (diesen Stress, diese Erinnerung, …) nicht überwinden.« Fühlt sich dieser Satz besser an? Dann korrigieren Sie die spezifische Umkehrung wie folgt:

→ Klopfen Sie den Punkt HK (= Handkantenpunkt, s. Abbildung auf S. 155) und sagen gleichzeitig dreimal laut den Satz:
  »Ich liebe und akzeptiere mich, auch wenn ich dieses Problem (diesen Stress, diese Erinnerung, …) nicht überwinden möchte.«

Dann vergleichen Sie mit dem Ursprungssatz: »Ich will dieses Problem (diesen Stress, diese Erinnerung, …) überwinden.« Gab es eine Veränderung? Wenn nicht, überprüfen Sie die folgende Umkehrung:

5. Tief sitzende spezifische Umkehrung
Diese Umkehrung sitzt, wie der Name schon sagt, sehr tief. Wir sind felsenfest davon überzeugt, dass wir dieses Problem niemals lösen werden, auch in der Zukunft nicht.

Sagen Sie laut und deutlich den Satz: »Ich werde dieses Problem (diesen Stress, diese Erinnerung, …) überwinden.« Haben Sie wirklich das Gefühl, Sie werden dieses Problem überwinden? Oder haben Sie wiederum leise Zweifel?

Überprüfen Sie den Gegensatz: »Ich werde dieses Problem (diesen Stress, diese Erinnerung, …) niemals überwinden.« Fühlt sich das klarer an? Dann korrigieren Sie wie folgt:

→ Klopfen Sie den Punkt UN (= Unter der Nase, s. Abbildung auf S. 155) und sagen gleichzeitig dreimal folgenden Satz:
»Ich liebe und akzeptiere mich, auch wenn ich niemals dieses Problem (diesen Stress, diese Erinnerung, …) überwinden werde.«

Wie fühlen Sie sich jetzt?

Überprüfen Sie nun die kriterienbezogenen Umkehrungen wie folgt:

6. Kriterienbezogene psychische Umkehrung
Diese Umkehrung bezieht sich auf bestimmte Kriterien Ihres Problems. Die Kriterien können sein: Verdienen, Sicherheit, Motivation, Möglichkeit, Erlaubnis, Nutzen, Verlust, Identität, Überleben.
Sagen Sie laut und deutlich folgende Sätze:

- »Ich verdiene es, dieses Problem zu überwinden.«
- »Ich bin in Sicherheit, wenn ich dieses Problem überwinde.«
- »Ich tue alles, was möglich ist, um dieses Problem zu überwinden.«
- »Ich habe alles, was ich brauche, um dieses Problem zu überwinden.«
- »Ich erlaube mir, dieses Problem zu überwinden.«
- »Es wird gut für mich sein, wenn ich dieses Problem überwinde.«

- »Ich habe alles, was ich brauche, wenn ich dieses Problem überwinde.«
- »Es passt zu mir, wenn ich dieses Problem überwinde.«
- »Ich werde überleben, wenn ich dieses Problem überwinde.«

Wenn Sie bei einem oder mehreren der Sätze ein leichtes Unbehagen fühlen, korrigieren Sie die jeweilige kriterienbezogene Umkehrung folgendermaßen:

→ Klopfen Sie den Punkt HK (= Handkantenpunkt, s. Abbildung auf S. 155) und sagen dreimal:
  »Ich liebe und akzeptiere mich, auch wenn ich nicht …« (Fügen Sie hier den jeweiligen kriterienbezogenen Satz ein.)

Wie fühlen Sie sich jetzt, wenn Sie an Ihr Problem denken? Haben Sie Zuversicht, dass Sie dieses Problem bewältigen werden?

Probieren Sie anschließend die Klopfsequenz in Kapitel 9 aus. Bevor Sie dies tun, stelle ich Ihnen noch eine weitere Umkehrung vor:

7. Intervenierende Umkehrung

Diese Umkehrung tritt auf, wenn Sie mithilfe der Klopfakupressur schon einen Teil Ihres Stresses gelöst haben, dann aber der Fortschritt stagniert. In dem Fall haben Sie eine Umkehrung in Bezug darauf, das Problem vollständig zu lösen. Meistens bleibt bei einer intervenierenden Umkehrung der Skalenwert für den Stress oder das Problem bei vier bis fünf »hängen«. Auch wenn Sie bei diesem Skalenwert beginnen, der Wert für Ihr Problem also schon am Anfang bei lediglich vier bis fünf lag, überprüfen und korrigieren Sie die intervenierende Umkehrung.

Überprüfen Sie durch lautes Aussprechen den Satz: »Ich möchte dieses Problem vollständig lösen.« Fühlt er sich klar an, oder stellen Sie ihn noch in Frage?

Sprechen Sie den Gegensatz aus: »Ich möchte noch einen Teil des Problems behalten.« Falls dieser Satz sich stimmiger anfühlt, korrigieren Sie die intervenierende Umkehrung:

→ Klopfen Sie den Punkt HK (= Handkantenpunkt, s. Abbildung auf S. 155) und sagen jeweils dreimal laut und deutlich:

»Ich liebe und akzeptiere mich, auch wenn ich das Problem noch nicht völlig los sein möchte.«

»Ich liebe und akzeptiere mich, auch wenn ich das Problem niemals völlig los sein werde.«

»Ich liebe und akzeptiere mich, auch wenn ich es nicht verdiene, das Problem völlig los zu sein.«

Die Gemeinsamkeit aller Korrekturen ist neben dem Klopfen bestimmter Punkte, dass wir uns akzeptieren und lieben, obwohl wir dieses Problem haben. Niemand kann perfekt sein. Wenn wir uns so annehmen, wie wir sind, mit allen Problemen und Schwierigkeiten, und liebevoll mit uns umgehen, auch wenn vielleicht etwas nicht so klappt wie es sollte, dann kann auch unser Meridiansystem stabil bleiben.

Wenn wir mit uns unzufrieden sind, über uns nörgeln und uns selbst verachten, schwächen wir zusätzlich zu dem jeweiligen Problem unser Meridiansystem. Beobachten Sie doch einmal einen Tag lang, was Sie alles über sich selbst denken. Sind das positive, ermutigende, liebevolle oder destruktive, bestrafende, verachtende Gedanken?

WICHTIG

Jeder negative, kritische, verachtende Gedanke über uns selbst schwächt unsere Energie.

Die Umkehrungen auf unser Leben werden immer nur einmal am Anfang einer jeden Arbeit korrigiert. Die Umkehrungen in Hinsicht auf ein spezielles Thema werden für jedes einzelne Problem aufgelöst. Auf diese Weise können Sie in einer Übungseinheit auch mehrere Themengebiete nacheinander bearbeiten, ohne immer wieder von Neuem die Umkehrungen auf das Leben zu korrigieren.

9. Grundlegende Klopftechniken

Wie klopfe ich?

Ich werde Ihnen zwei Sequenzen für das Klopfen vorstellen.

Auf den Abbildungen auf S. 186 sind Meridianpunkte markiert.

Diese klopfen Sie folgendermaßen: Legen Sie die Fingerkuppen von Zeige- und Mittelfinger nebeneinander und klopfen Sie damit die entsprechenden Stellen Ihres Körpers so, dass Sie es merken, aber nicht so, dass es wehtut.

Wenn Sie den Klopfpunkt nicht genau bestimmen können, klopfen Sie großzügig um die jeweilige Stelle herum, es kommt nicht darauf an, dass Sie diese auf den Millimeter genau treffen.

Klopfen Sie in einem Tempo, das Ihnen angenehm ist, nicht wie ein Trommelwirbel, aber auch nicht nur zweimal in der Minute.

Ein Tempo, bei dem Sie gut mitzählen können, ist das beste.

Klopfen Sie die Stelle ungefähr zehnmal.

Wie finde ich mein Thema?

Für die Methode der Klopfakupressur ist es entscheidend, dass unser Energiesystem weiß, an welchem Thema gearbeitet werden soll. Das ist ähnlich wie bei einem Computer: Auch dort müssen Sie die Datei, die Sie bearbeiten wollen, erst einmal aufrufen.

Während der Lektüre dieses Buches haben Sie vermutlich eigene Themen herausgefunden oder zumindest aufgeschrieben. Diese Notizen können Sie nutzen, um zu bestimmen, worum es eigentlich geht.

Arbeiten Sie mit der Prioritätenliste, die Sie in Kapitel 5 erstellt haben.

Die Beispielsätze in Kapitel 10, die jeder Praxisanleitung vorangestellt sind, helfen ebenfalls, das Thema genauer einzugrenzen.

Für das Klopfen müssen Sie sich also auf das jeweilige Thema einstimmen.

In den meisten Fällen ist dies kein Problem, da Sie sowieso in Ihrem Körper spüren können, worum es geht. Doch manchmal haben wir das diffuse Gefühl, dass etwas nicht in Ordnung ist; wir haben aber keine Idee, worin das Problem bestehen könnte.

Dann können Sie auch »dieses diffuse Gefühl« als Thema nehmen. Hauptsache, Ihr Energiesystem wird von Ihnen auf das eingestimmt, was Sie in diesem Moment beschäftigt.

In unserer Kindheit wurden uns gewisse Gefühle nicht erlaubt, wir durften zwar traurig sein, aber niemals wütend.

Wenn wir aber eigentlich wütend sind, hilft es uns nicht, mit der Klopfakupressur die Traurigkeit zu bearbeiten. Probieren Sie deshalb aus, die Methode auch einmal für andere Gefühle anzuwenden, auch wenn Sie der Überzeugung sind, dass Sie diese nicht haben.

Die kurze Standardsequenz (NAEM)

Wie bereits auf S. 153 beschrieben, hat Fred P. Gallo ein Verfahren für die Selbsthilfe entwickelt, das er NAEM nennt: »Negative Affect Erasing Method« (auf Deutsch etwa so viel wie: Methode zum Entfernen negativer Gefühle).

Diese allgemeine Anleitung können Sie für alle Themen verwenden, die Sie mittels dieser Methode bearbeiten wollen.

Hier finden Sie das Schema, wie eine Anleitung aufgebaut ist.

Am besten, Sie lernen die einzelnen Schritte auswendig oder üben am Anfang so häufig, dass Sie das Schema bald ohne Anleitung ausführen können.

I   Suchen Sie sich ein Thema aus, das Sie bearbeiten möchten, das Ihnen Stress bereitet oder bei dem Sie sich unwohl fühlen, wenn Sie daran denken, eventuell auch ein negatives Gefühl.
    Stimmen Sie sich wirklich ein auf das jeweilige Thema, bis Sie das Unbehagen oder den Stress fühlen können.

2   Bestimmen Sie den Skalenwert Ihres Stresses auf einer Skala von 0–10, wobei 0 = »gar kein Stress« und 10 = »sehr großer Stress« bedeutet.
    Beginnen Sie immer mit den Umkehrungen in Bezug auf das Leben insgesamt (vgl. S. 153ff.) wie folgt:

3 Korrigieren Sie eine eventuell vorhandene massive psychische Umkehrung, indem Sie den **Wunden Punkt (WP)** massieren und dreimal laut sagen: »Ich liebe und akzeptiere mich, auch wenn ich kein glückliches Leben führen möchte.«
(Eine Übersicht über alle Punkte finden Sie auf S. 186.)

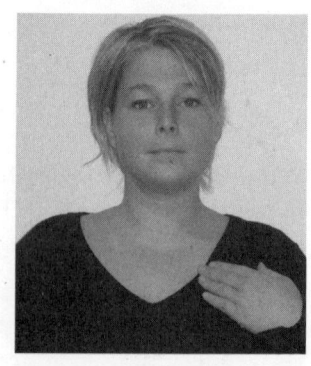

4 Danach korrigieren Sie eine eventuell vorhandene tief sitzende Umkehrung auf das Leben insgesamt, indem Sie den Punkt **Unter der Nase (UN)** klopfen und dreimal laut sagen: »Ich liebe und akzeptiere mich voll und ganz, obwohl ich auch in Zukunft kein glückliches Leben führen werde.«

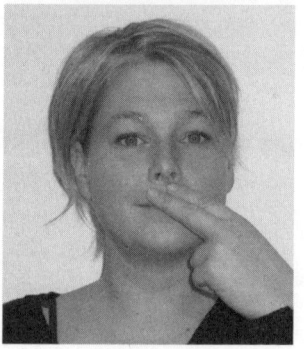

5 Korrigieren Sie die kriterienbezogene Umkehrung, indem Sie den **Handkantenpunkt (HK)**

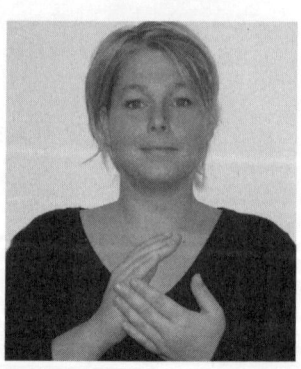

klopfen und dreimal sagen: »Ich liebe und akzeptiere mich, obwohl ich es nicht verdiene, ein glückliches Leben zu führen.« Ebenso korrigieren Sie: »Ich liebe und akzeptiere mich, auch wenn es nicht sicher für mich ist, wenn ich ein glückliches Leben führe.«

Die Schritte 1–5 sollten Sie *zu Beginn jeder Anleitung* ausführen, da es sein kann, dass Sie eine Umkehrung in Bezug auf das Leben haben. Als Nächstes bearbeiten Sie Ihr individuelles Problem.

6 Korrigieren Sie die spezifische Umkehrung auf Ihr individuelles Problem (vgl. S. 160, 4): Klopfen Sie nochmals den **Handkantenpunkt** und sagen Sie dreimal laut: »Ich liebe und akzeptiere mich, obwohl ich diesen Stress (dieses Problem, diese Angst, …) nicht überwinden möchte.« Denken Sie daran, Ihr Problem in diesem Satz so genau wie möglich zu formulieren!
Je genauer Sie es benennen, desto effektiver ist die Methode.
Falls Sie ein Thema gewählt haben, das in Kapitel 10 behandelt wird, finden Sie dort die entsprechenden Sätze zur Korrektur dieser Umkehrung.

7 Bestimmen Sie nochmals den Skalenwert Ihres Stresses.

8 Klopfen Sie nun mit Zeige- und Mittelfinger folgende vier Punkte und denken dabei an Ihr individuelles Thema:

DA = Drittes Auge
(GG 24.5):

Dieser Punkt liegt zwischen
den Augenbrauen, über der
Nasenwurzel.

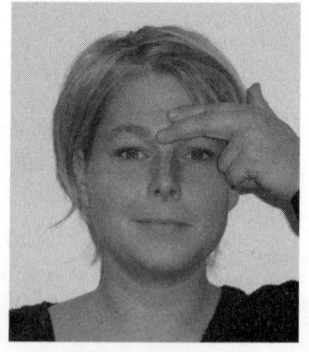

UN = Unter der Nase
(GG 26):

Dieser Punkt liegt unterhalb
der Nase, zwischen Nase
und Unterlippe.

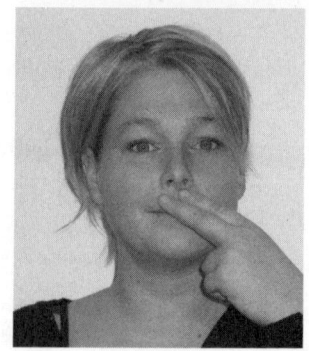

UL = Unter der Unterlippe
(ZG 24):

Dieser Punkt befindet sich in
der Vertiefung zwischen Kinn
und Unterlippe.

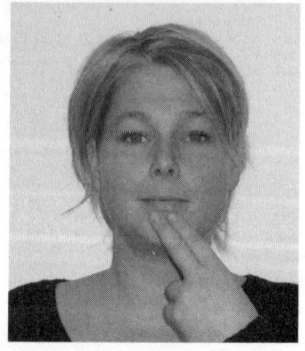

Thymuspunkt
(ZG 20):

Dieser Punkt befindet sich
auf dem Brustkorb, oberhalb
der Thymusdrüse.

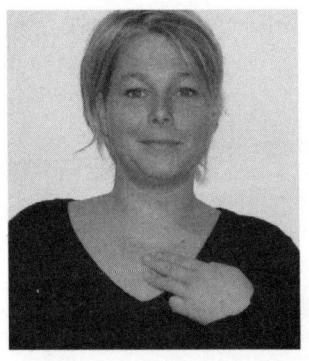

9 Bestimmen Sie wiederum den Skalenwert Ihres Stresses.

10 Wiederholen Sie die Schritte 8 und 9 so oft, bis sich Ihr Stress nicht weiter verringert.
Wenn der Stress bei 3–5 stehen bleibt, ist eine intervenierende Umkehrung aufgetreten (vgl. S. 163, Nr. 7). Korrigieren Sie diese, indem Sie den **Handkantenpunkt** klopfen, während Sie dreimal laut sagen: »Ich liebe und akzeptiere mich vollständig, auch wenn ich das Problem (den Stress, die Erinnerung, ...) nicht völlig los sein möchte.«
Wieder sollten Sie Ihr individuelles Problem möglichst exakt formulieren oder den genauen Wortlaut der jeweiligen Praxisanleitung verwenden.
Bestimmen Sie nun nochmals den Skalenwert Ihres Stresses.
Klopfen Sie erneut die vier angegebenen Punkte und denken dabei an Ihr Thema.
Bestimmen Sie den Skalenwert Ihres Stresses.
Falls sich auf Ihrer Skala keine Veränderung mehr

zeigt, brauchen Sie entweder individuelle Behandlungspunkte oder eine individuelle Auflösung einer psychischen Umkehrung. Wie Sie hier weiterarbeiten können, erfahren Sie im folgenden Abschnitt »Was kann ich tun, wenn es nicht funktioniert?«.

I I Wenn der Stress sich auf Ihrer Bewertungsskala zwischen 1 und 3 eingependelt hat, arbeiten Sie mit einer Methode weiter, die Neun-Gamut-Folge genannt wird. Sie besteht aus folgenden Schritten: Denken Sie an Ihr Thema

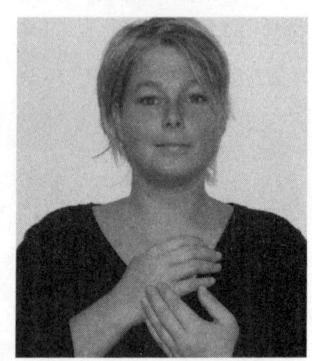

und klopfen Sie gleichmäßig den **Serienpunkt (SP**, oder: Gamutpunkt, 3 E 3): Er befindet sich (beidseitig) auf dem Handrücken, in der Vertiefung zwischen dem Knöchel des kleinen Fingers und dem Knöchel des Ringfingers. Halten Sie dabei den Kopf gerade und tun Sie nacheinander Folgendes:
– Augen geschlossen halten
– Augen offen halten
– Augen nach scharf links unten richten
– Augen nach scharf rechts unten richten
– Augen in die eine Richtung kreisen lassen
– Augen in die andere Richtung kreisen lassen
– Eine beliebige Melodie summen
– Zählen: eins, zwei, drei, vier, fünf …
– Eine beliebige Melodie summen

Zur Bekräftigung nehmen Sie ein Vorgehen mit dazu, das wir erweitertes Augenrollen nennen. *Meine* Neunerserie besteht also aus zehn Schritten:

– Augen ganz langsam von unten nach oben rollen. Oben einatmen, Augen schließen und bei geschlossenen Augen die Augäpfel langsam wieder nach unten rollen.

12 Denken Sie noch einmal an Ihr Thema zurück und spüren Sie, wie sich Ihre Blockaden und negativen Gefühle deutlich verringert oder sogar aufgelöst haben.
Verinnerlichen Sie dieses Gefühl Ihrer neu gewonnenen Freiheit.
Wenn dies nicht der Fall sein sollte, überlegen Sie, welche weiteren Themen noch zu diesem Thema dazugehören, und führen Sie erneut die Schritte 1 bis 11 durch – so lange, bis Sie das Gefühl haben, das gesamte Mobile balanciert zu haben.

Im Anschluss können Sie weitere Ihrer Problemthemen bearbeiten. Stimmen Sie sich dazu neu auf das jeweilige Thema ein und bewerten Sie Ihren Stress auf der Skala.
Danach können Sie gleich bei Punkt 6 der Anleitung beginnen, da die Umkehrungen auf das Leben nur einmal am Anfang jeder Arbeit korrigiert werden müssen.

Ganz häufig müssen wir zunächst die Angst und die Erlebnisse *anderer Menschen* in uns balancieren, damit der

Weg frei wird zu unseren persönlichen Themen. (Vgl. Kapitel 4: Das bin *ich* mit diesem Gewicht – das Erbe der Generationen.)

Wenn Sie den Eindruck haben, Sie tragen ein solches »Erbe« mit sich herum, dann suchen Sie sich aus den Anleitungen dasjenige Thema heraus, um das es geht, und klopfen nicht für sich selbst, sondern für den anderen. Das geht folgendermaßen: Sie setzen bei der Korrektur der psychischen Umkehrungen anstelle von »ich« den Namen desjenigen ein, von dem Sie vermuten, dass das Thema von ihm (von ihr) stammt. Sagen Sie also nicht: »Ich liebe und akzeptiere mich, auch wenn ich kein glückliches Leben führen möchte«, sondern: »Meine Mutter liebt und akzeptiert sich, auch wenn sie kein glückliches Leben führen möchte.« – »Meine Mutter liebt und akzeptiert sich, auch wenn sie kein glückliches Leben führen wird.« – »Meine Mutter liebt und akzeptiert sich, auch wenn sie es nicht verdient, ein glückliches Leben zu führen«, usw. Sie korrigieren also die psychischen Umkehrungen für die jeweilige Person.

Dann klopfen Sie mithilfe der jeweiligen Anleitung die Erinnerung Ihrer Mutter, den Stress Ihrer Mutter, die Angst Ihrer Mutter usw.

Manchmal kann es auch hilfreich sein zu korrigieren: »Ich liebe und akzeptiere meine Mutter, auch wenn sie kein glückliches Leben führen möchte.« – »Ich liebe und akzeptiere meine Mutter, auch wenn ich ein solches ›Erbe‹ von ihr erhalten habe.« Wenn Sie sich (energetisch) mit Ihrer Mutter versöhnen, versöhnen Sie sich gleichzeitig mit einem Teil von Ihnen selbst. (Für »Mutter« kann natürlich jede andere Person eingesetzt werden.)

Die ausführliche Standardsequenz (EFT)

Wie Sie im zweiten Kapitel bereits erfahren haben, bestand die Idee des amerikanischen Ingenieurs Gary Craig darin, auf *jedem* Meridian einen Punkt zu klopfen, um damit *alle eventuell vorhandenen* Störungen zu balancieren. Seine Standardsequenz mit dem Namen EFT ist deshalb sehr viel ausführlicher als Fred Gallos NAEM-Sequenz.

Ich habe die Erfahrung gemacht, dass bei den meisten Menschen die kurze Sequenz ausreicht. Manche sprechen aber besser auf die lange Sequenz an. Probieren Sie aus, bei welcher Sequenz Sie sich wohler fühlen.

Das Vorgehen bei der EFT-Sequenz ist genauso wie bei der NAEM-Sequenz. Klopfen Sie lediglich bei Schritt 8 die EFT-Punkte statt der vier NAEM-Punkte. Deren Reihenfolge spielt dabei keine Rolle.

AB = Augenbrauenpunkt
(Bl 2):

Dieser Punkt liegt am inneren Ende der Augenbraue, am Übergang zwischen Augenbraue und Nasenbein.

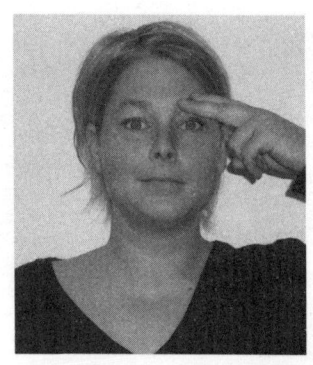

SA = Seitlich des Auges
(GB 1):

Dieser Punkt liegt seitlich des Auges, auf dem knöchernen Rand der Augenhöhle, etwa einen Zentimeter außerhalb des äußeren Augenwinkels.

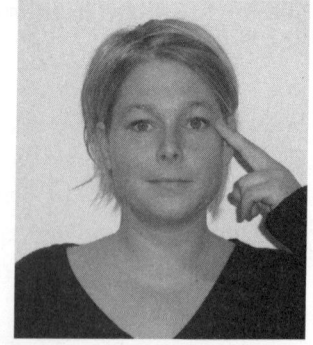

JB = Jochbein
(Ma 1):

Dieser Punkt liegt unterhalb des Auges, auf dem Jochbein, bei gerade ausgerichtetem Blick direkt unterhalb der Pupillenmitte.

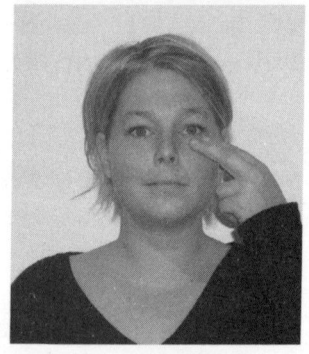

UN = Unter der Nase
(GG 26):

Dieser Punkt befindet sich unterhalb der Nase, zwischen Nase und Oberlippe.

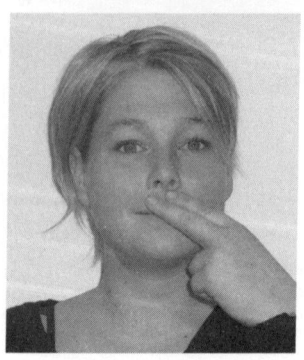

UL = Unter der Unterlippe
(ZG 24):

Dieser Punkt befindet sich in
der Vertiefung zwischen Kinn
und Unterlippe.

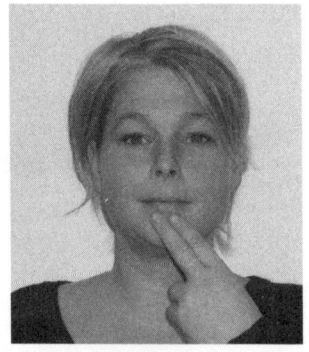

SB = Schlüsselbein
(Ni 27):

Dieser Punkt befindet sich in
dem Winkel zwischen
Schlüsselbein und Brustbein.

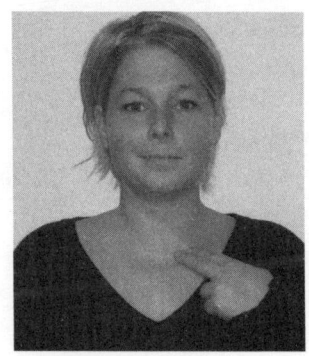

UA = Unter dem Arm
(MP 21):

Dieser Punkt liegt seitlich am
Brustkorb auf der Höhe der
Brustwarze.

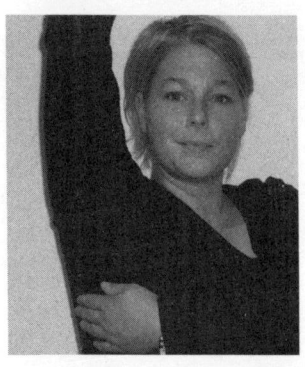

DP = Daumenpunkt
(Lu 11):

Dieser Punkt liegt an der
Außenseite des Daumens,
auf dem Nagelfalz.

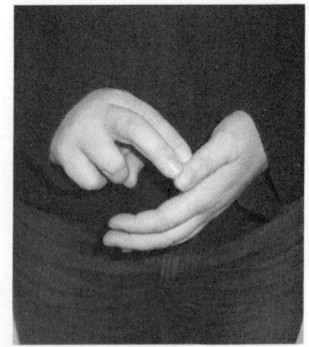

ZF = Zeigefingerpunkt
(Di 1):

Dieser Punkt liegt an der Seite des Zeigefingers, die dem
Daumen zugewandt ist, auf
dem Nagelfalz.

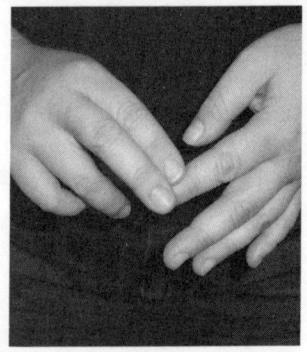

MF = Mittelfingerpunkt
(KS 9):

Dieser Punkt liegt an der Seite des Mittelfingers, die dem
Daumen zugewandt ist, auf
dem Nagelfalz.

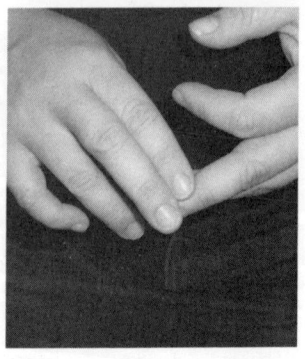

KF = Kleinfingerpunkt
(He 9):

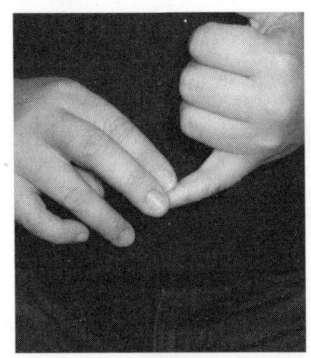

Dieser Punkt liegt an der Innenseite des kleinen Fingers, auf dem Nagelfalz.

HK = Handkantenpunkt
(Dü 3):

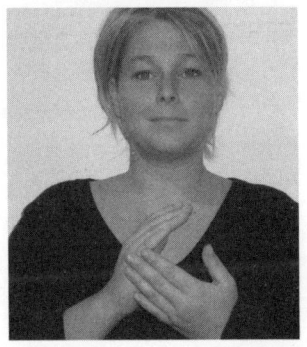

Dieser Punkt liegt an der Außenkante der Hand, an der Basis des kleinen Fingers. Wenn man eine Faust macht, liegt der Punkt am äußeren Ende der unteren Beugefalte.

In den Klopfanleitungen in Kapitel 10 habe ich manchmal zusätzlich zu den NAEM- und den EFT-Punkten auch eine ganz bestimmte *Auswahl* an EFT-Punkten aufgeführt. Das sind Punkte, deren Stimulation sich für dieses spezielle Thema besonders gut eignet. Gehen Sie am besten so vor: Probieren Sie zunächst die vier NAEM-Punkte aus. Wenn Sie damit keine Veränderung spüren, klopfen Sie die *ausgewählten* EFT-Punkte. Erst wenn auch das nicht wirkt, probieren Sie die komplette EFT-Klopfsequenz aus.

Was kann ich tun, wenn es nicht funktioniert?

Wenn die Klopfakupressur nicht funktioniert, kann das vier Ursachen haben:

Erste Ursache
Es liegt eine Umkehrung zu Ihrem speziellen Thema vor, die noch nicht korrigiert wurde (vgl. S. 160ff., Nr. 4–6). Versuchen Sie, zu Ihrem Thema einen individuellen Satz zu finden. Merkmal eines Satzes zur Korrektur einer Umkehrung ist immer, dass Sie sich lieben und akzeptieren, *obwohl* Sie dieses Problem haben! Nutzen Sie dazu Ihre eigenen Worte. Manchmal ist es besser, die eigenen Worte zu verwenden, weil dann noch klarer wird, worum es eigentlich geht.

Es kann aber auch sein, dass Sie noch eine Umkehrung in Bezug auf das Leben insgesamt haben, die wir im Rahmen der Standardsequenz noch nicht korrigiert haben. Gehen Sie dazu auf S. 156, dort finden Sie unter 3. sämtliche kriterienbezogenen Umkehrungen auf das Leben. Korrigieren Sie diese einfach der Reihe nach durch. Wenn Sie Umkehrungen korrigieren, die nicht vorhanden sind, hat das keinen negativen Einfluss, wenn aber eine wie auch immer geartete Umkehrung bestehen bleibt, verhindert es den Erfolg der Klopfakupressur.

Zweite Ursache
Sie haben aber auch unter Umständen das Thema nicht genau genug benannt oder sich nicht ausreichend darauf eingestimmt. Das Energiesystem muss wissen, *wofür* Sie die Klopfakupressur anwenden wollen. Stimmen Sie sich

noch einmal ganz bewusst auf das Thema ein. Je klarer Sie sich das Thema machen und je intensiver Sie sich einfühlen, desto leichter hat es Ihr Energiesystem. Nutzen Sie wieder individuelle Formulierungen, um das Thema zu bestimmen.

Vielleicht geht es aber auch um etwas anderes, ein anderes Gefühl beispielsweise. Wenn wir niemals wütend (traurig, ängstlich) sein durften, haben wir den Kontakt zu diesem Gefühl verloren, wir sind felsenfest davon überzeugt, dass wir es nicht sind. Probieren Sie einfach einmal aus, die Methode für ein anderes Gefühl anzuwenden. Wenn sich nichts verändert, haben Sie nur ein wenig Zeit verloren, wenn sich aber etwas verändert, wissen Sie, dass Sie auf der richtigen Fährte sind.

Dritte Ursache

Zu einem Stressthema können immer auch weitere Themen gehören, die uns noch belasten. Wenn Sie also nach dem Klopfen noch keine Erleichterung spüren, überlegen Sie, was zu diesem Thema noch alles dazugehören könnte. Stellen Sie sich Ihr Stressthema als Mobile vor. Auch wenn Sie ein Mobileteil bearbeitet haben, hängen immer noch weitere Teile daran, die auch bearbeitet werden müssen. Vielleicht macht eine Situation Sie traurig *und* wütend *und* ängstlich.

Oder fragen Sie sich: Woran erinnert mich diese Situation, woher kenne ich dieses Gefühl? Wenn wir bei einem bestimmten Gefühl eine energetische Verbindung in die Vergangenheit haben, kann es sein, dass eine belanglos erscheinende gegenwärtige Situation uns sehr verletzen kann. Diese Verletzung steht in keinem Verhältnis zur

Situation, und jeder würde sagen (wir selbst meistens auch), dass wir uns »nicht so anstellen« sollen. Wenn diese Verletzung uns aber in unsere Vergangenheit führt, dann macht die Heftigkeit des Schmerzes durchaus Sinn, weil wir nicht den *gegenwärtigen* Schmerz spüren, sondern zusätzlich auch den *vergangenen*. Nutzen Sie bei einem Schmerz aus der Vergangenheit die Klopfakupressur genauso, wie bei allen anderen Themen auch, und spüren Sie, ob er nachlässt. Wir können Vergangenes zwar nicht mehr ungeschehen machen, aber wir können die energetische Verbindung lösen, sodass das Vergangene uns nicht mehr schmerzt und belastet.

Vierte Ursache

In ganz seltenen Fällen kann es sein, dass es nicht reicht, eine Standardsequenz durchzuführen, sondern es werden individuelle Punkte benötigt. Um diese herauszufinden, brauchen Sie einen Therapeuten. Im gesamten Bundesgebiet gibt es Therapeuten, die nach dieser Methode arbeiten und an die Sie sich wenden können. (www.energy-psych.com)

Übungen zum Ausprobieren

Erste Übung

Stellen Sie sich unbekleidet vor einen großen Spiegel. Wenn Sie dann Freude empfinden – wunderbar. Wenn Sie sich aber genieren, schämen, verachten, lächerlich finden, bestimmen Sie auf einer Skala von 0 bis 10, wie schlimm Ihr Anblick für Sie ist.

Folgen Sie nun den Schritten 1 bis 12 der kurzen Standardsequenz (NAEM). Nutzen Sie für die Korrektur der spezifischen Umkehrung (Schritt 6) beispielsweise folgende Formulierungen:

- »Ich liebe und akzeptiere mich, auch wenn ich mich hässlich finde.«
- »Ich liebe und akzeptiere mich, auch wenn ich mich zu fett finde.«
- »Ich liebe und akzeptiere mich, auch wenn ich mich nicht liebe.«

Diese Übung soll Sie darin unterstützen, sich zu lieben, obwohl Sie nicht Ihr Wohlfühlgewicht haben. Das heißt aber nicht, dass Sie danach nicht mehr abzunehmen brauchen.

Zweite Übung
Suchen Sie sich ein negatives Gefühl heraus, das Sie sehr belastet.

Es kann darin bestehen, dass Sie traurig sind, wenn Sie an eine bestimmte Situation denken.

Oder Sie sind auf jemanden furchtbar wütend. Vielleicht belastet Sie irgendetwas sehr.

Oder Sie haben vor etwas Angst. Egal, was es ist, wir können unserem Energiesystem helfen, die negativen Gefühle zu überwinden, indem wir Meridianpunkte klopfen.

Durchlaufen Sie die NAEM-Anleitung für die negativen Gefühle (vgl. S. 169) mit den Schritten 1 bis 12 und machen Sie die Erfahrung, wie das Klopfen Ihnen bei der Bewältigung Ihres Problems helfen kann.

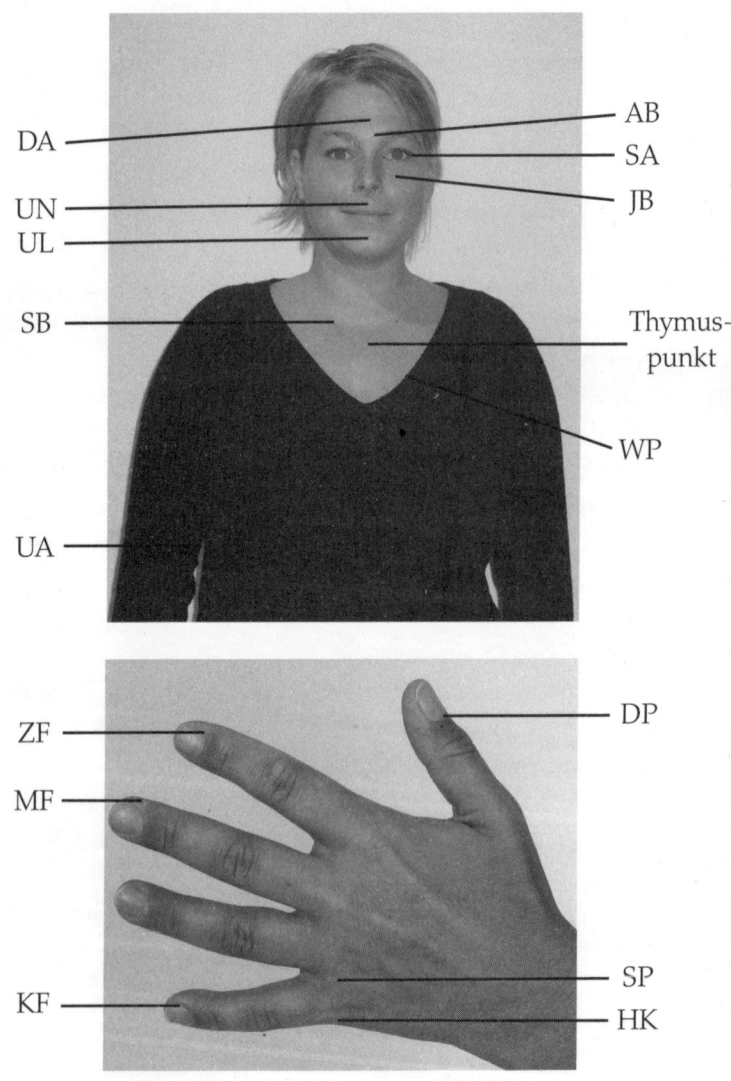

Übersicht über die Akupressurpunkte

WICHTIG

Die Methode der Klopfakupressur lebt davon, dass Sie sie anwenden!

Gerade am Anfang ist es sehr gut, diese Methode häufig anzuwenden. Ich hatte zu Beginn meiner Arbeit auf meinen Kleidungsstücken im Bereich des »Wunden Punktes« besonders viele Fusseln. Das Klopfen gelang mir immer schneller, ich fand individuelle Abkürzungen für die Standardsequenz und wusste immer genauer, zu welchen Umkehrungen ich neigte. Inzwischen brauche ich nicht mehr so häufig zu klopfen oder brauche mir nur noch *vorzustellen*, dass ich klopfe, um eine Wirkung zu spüren.

Mit jeder Klopfsequenz wird Ihr Energiesystem balanciert, und Sie werden stärker und stressresistenter werden, auch wenn Sie es für den Moment vielleicht noch nicht bemerken.

Ziel ist es, bildlich gesprochen, alle offenen Dateien Ihres »Computers« zu schließen oder sogar diejenigen zu löschen, die Sie nicht mehr brauchen, damit nur die aktuellen Dateien offen gehalten werden. So wird Ihr »Arbeitsspeicher« nicht mehr überlastet, und auf Ihrer »Festplatte« ist mehr Platz für die wichtigen Dinge in Ihrem Leben.

10. Klopfsequenzen zu bestimmten Themen

Anleitung für die Balance zum Thema: Negative Gefühle

Falls einer der folgenden Sätze auf Sie zutrifft, sollten Sie diese Balance durchführen.

– Wenn ich etwas Gutes gegessen habe, geht es mir hinterher besser.
– Wenn ich etwas Schwieriges tun oder entscheiden soll, koche ich mir erst einmal etwas Gutes.
– Wenn ich eine unangenehme Aufgabe erledigen soll oder im Stress bin, brauche ich meine »Nervennahrung«.
– Wenn ich traurig (wütend, ärgerlich, einsam, ängstlich, …) bin und etwas esse, bin ich hinterher angenehm müde.
– Wenn ich etwas richtig gut gemacht habe, belohne ich mich mit etwas Feinem zu essen.

Führen Sie die Standardsequenz aus, wie auf S. 169 beschrieben.

→ Wie traurig (wütend, ärgerlich, einsam, ängstlich, …) sind Sie? Skala: 0–10.
→ Verwenden Sie zur Korrektur der spezifischen Umkehrung (S. 171, Nr. 6.) folgende Sätze:
  – »Ich liebe und akzeptiere mich, auch wenn ich trau-

rig (wütend, ärgerlich, einsam, ängstlich, …) bin.«
- »Ich liebe und akzeptiere mich, auch wenn ich diese Traurigkeit (Wut, Ärger, Einsamkeit, Angst, …) niemals los sein werde.«
- »Ich liebe und akzeptiere mich, auch wenn ich es nicht verdiene, diese Traurigkeit (Wut, Ärger, Einsamkeit, Angst, …) los zu sein.«

→ Verwenden Sie beim Klopfen zunächst die NAEM-Punkte. Erst wenn sich keine Wirkung zeigt, verwenden Sie die EFT-Punkte.

NAEM	EFT		
Bitte klopfen Sie folgende Punkte:	Bitte klopfen Sie folgende Punkte:		
1.) Drittes Auge	AB	UL	ZF
2.) Unter der Nase	SA	SB	MF
3.) Unter der Unterlippe	JB	UA	KF
4.) Thymuspunkt	UN	DP	HK

→ Falls Ihr Stresspegel nach wiederholtem Klopfen nicht unter 3–5 Punkte sinkt, korrigieren Sie die intervenierende Umkehrung mit folgendem Satz:
»Ich liebe und akzeptiere mich, auch wenn ich noch ein wenig traurig (wütend, ärgerlich, einsam, ängstlich, …) bin.«
→ Wiederholen Sie die Klopfsequenz. Wenn der Skalenwert für Ihren Stress bei 1–3 Punkten liegt, fahren Sie mit der 9-Gamut-Folge fort:

Bitte klopfen Sie permanent den Serienpunkt:
- Augen geschlossen halten
- Augen offen halten
- Augen nach scharf links unten richten
- Augen nach scharf rechts unten richten
- Augen in die eine Richtung kreisen lassen
- Augen in die andere Richtung kreisen lassen
- Summen, zählen, summen
- Augen langsam von unten nach oben rollen, oben einatmen, Augen schließen, nach unten rollen

Wenn wir gelernt haben, dass es uns besser geht, wenn wir etwas essen, werden wir immer wieder auf das Essen als Trost, als Entspannung oder Belohnung zurückgreifen. Durch das Klopfen haben wir eine andere Möglichkeit, mit unangenehmen Gefühlen umzugehen. Bitte überprüfen Sie immer, ob Sie aus Hunger etwas essen oder aus anderen Gründen. Vergleichen Sie dazu auch Ihre Angaben in der Tabelle von S. 93.

Anleitung für die Balance zum Thema: Wunschgewicht

Falls einer der folgenden Sätze auf Sie zutrifft, sollten Sie diese Balance durchführen.

- Ich möchte ... kg abnehmen.
- Ich möchte in ... wieder hineinpassen.
- Ich möchte gern wieder schöne Kleidung tragen.

- Ich möchte mich selbst wieder schön finden.
- Ich möchte wieder ohne mich zu schämen schwimmen gehen.
- Ich möchte mich gern wieder fitter fühlen und mich mehr bewegen.
- Ich möchte gern etwas für meine Gesundheit tun.

Führen Sie die Standardsequenz aus wie auf S. 169.

→ Wie viel Stress verursacht der Gedanke ans Abnehmen bei Ihnen? Skala: 0–10.
→ Verwenden Sie zur Korrektur der spezifischen Umkehrung (S. 171, Nr. 6.) folgende Sätze:
  - »Ich liebe und akzeptiere mich, auch wenn ich nicht abnehmen möchte.«
  - »Ich liebe und akzeptiere mich, auch wenn ich niemals abnehmen werde.«
  - »Ich liebe und akzeptiere mich, auch wenn ich nicht abnehmen darf.«
  - »Ich liebe und akzeptiere mich, auch wenn es nicht zu mir passt, abzunehmen.«
  - »Ich liebe und akzeptiere mich, auch wenn es nicht sicher für mich ist, wenn ich abnehme.«
  - »Ich liebe und akzeptiere mich, auch wenn ich nicht alles tue, was nötig ist, um abzunehmen.«
  - »Ich liebe und akzeptiere mich, auch wenn ich nicht daran glaube, dass ich abnehmen kann.«
  - »Ich liebe und akzeptiere mich, auch wenn mir etwas fehlen wird, wenn ich abnehme.«
→ Korrigieren Sie die spezifische Umkehrung:
  »Ich liebe und akzeptiere mich, auch wenn ich den Stress auf das Abnehmen nicht lossein möchte«.

→ Diesen Stress bearbeiten Sie durch das Klopfen der NAEM-Punkte. Erst wenn sich keine Wirkung zeigt, verwenden Sie die EFT-Punkte.

→ Falls Ihr Stresspegel nach wiederholtem Klopfen nicht

NAEM	**EFT**		
Bitte klopfen Sie folgende Punkte:	Bitte klopfen Sie folgende Punkte:		
1.) Drittes Auge	AB	UL	ZF
2.) Unter der Nase	SA	SB	MF
3.) Unter der Unterlippe	JB	UA	KF
4.) Thymuspunkt	UN	DP	HK

unter 3–5 Punkte sinkt, korrigieren Sie die intervenierende Umkehrung mit folgendem Satz:

»Ich liebe und akzeptiere mich, auch wenn ich diesen Stress nicht vollständig loswerde (loswerden will).«

→ Wiederholen Sie die Klopfsequenz. Wenn der Skalenwert für Ihren Stress bei 1–3 Punkten liegt, fahren Sie mit der 9-Gamut-Folge fort:

Bitte klopfen Sie permanent den Serienpunkt:
- Augen geschlossen halten
- Augen offen halten
- Augen nach scharf links unten richten
- Augen nach scharf rechts unten richten
- Augen in die eine Richtung kreisen lassen
- Augen in die andere Richtung kreisen lassen
- Summen, zählen, summen
- Augen langsam von unten nach oben rollen, oben einatmen, Augen schließen, nach unten rollen

Anleitung für die Balance zum Thema: Heißhunger

Falls einer der folgenden Sätze auf Sie zutrifft, sollten Sie diese Balance durchführen.

- Ich habe einen unglaublichen Appetit auf …
- Ich muss jetzt sofort … essen.
- Ich kann ohne … nicht leben.
- Ein Abend ohne … ist kein schöner Abend.
- Ein Nachtisch gehört zu jedem Essen dazu.
- Ein kleines Stück … hat noch niemandem geschadet.
- Ich könnte den ganzen Tag nur … essen.

Führen Sie die Standardsequenz aus, wie auf S. 169 beschrieben.

→ Bestimmen Sie ein Lebensmittel, wonach Sie ein starkes Verlangen haben. Wie viel Verlangen verspüren Sie? Skala: 0–10.
→ Verwenden Sie zur Korrektur der spezifischen Umkehrung (S. 171, Nr. 6.) folgende Sätze:
  - »Ich liebe und akzeptiere mich, auch wenn ich ein großes Verlangen nach … habe.«
  - »Ich liebe und akzeptiere mich, auch wenn ich dieses Verlangen nach … niemals überwinden werde.«
  - »Ich liebe und akzeptiere mich, auch wenn es gar nicht zu mir passt, auf … zu verzichten.«
→ Verwenden Sie beim Klopfen zunächst die NAEM-Punkte. Wenn sich keine Wirkung zeigt, verwenden Sie die ausgewählten EFT-Punkte. Erst wenn Sie auch danach keine Verbesserung spüren, klopfen Sie die ausführliche EFT-Sequenz.

NAEM	EFT (Auswahl)	EFT
Bitte klopfen Sie folgende Punkte:	Bitte klopfen Sie folgende Punkte:	Bitte klopfen Sie folgende Punkte:
1.) Drittes Auge	JB SB	AB SB KF
2.) Unter der Nase	SB JB	SA UA HK
3.) Unter der Unterlippe	UA	JB DF
4.) Thymuspunkt	KF	UN ZF
	UA	UL MF

→ Falls der Skalenwert für Ihr Verlangen nach wiederholtem Klopfen nicht unter 3–5 Punkte sinkt, korrigieren Sie die intervenierende Umkehrung mit folgendem Satz: »Ich liebe und akzeptiere mich, auch wenn ich noch ein wenig Verlangen nach … habe.«

→ Wiederholen Sie die Klopfsequenz. Wenn der Skalenwert bei 1–3 Punkten liegt, fahren Sie mit der 9-Gamut-Folge fort:

Bitte klopfen Sie permanent den Serienpunkt:
- Augen geschlossen halten
- Augen offen halten
- Augen nach scharf links unten richten
- Augen nach scharf rechts unten richten
- Augen in die eine Richtung kreisen lassen
- Augen in die andere Richtung kreisen lassen
- Summen, zählen, summen
- Augen langsam von unten nach oben rollen, oben einatmen, Augen schließen, nach unten rollen

Bitte beachten Sie, dass es manchmal vorkommt, dass Sie das Verlangen auf ein bestimmtes Nahrungsmittel öfters mit der Klopfakupressur bearbeiten müssen, da Sie es in unterschiedlichen Situationen jeweils erneut balancieren müssen.

Anleitung für die Balance zum Thema: Ungeduld und Frustration

Falls einer der folgenden Sätze auf Sie zutrifft, sollten Sie diese Balance durchführen.

– Ich nehme nicht so schnell ab, wie ich will.
– Ich esse so wenig und nehme trotzdem nicht ab.
– Ich mag einfach meine neue Ernährungsform nicht mehr.
– Es hat alles sowieso keinen Sinn.
– Wieso quäle ich mich hier überhaupt?

Führen Sie die Standardsequenz aus wie auf S. 169.
→ Wie ungeduldig, wie frustriert sind Sie? Skala: 0–10.
→ Verwenden Sie zur Korrektur der spezifischen Umkehrung (S. 171, Nr. 6.) folgenden Satz:
»Ich liebe und akzeptiere mich, auch wenn ich ungeduldig und frustriert bin.«

NAEM	EFT (Auswahl)		EFT		
Bitte klopfen Sie folgende Punkte:	Bitte klopfen Sie folgende Punkte:		Bitte klopfen Sie folgende Punkte:		
1.) Drittes Auge	JB	SB	AB	SB	KF
2.) Unter der Nase	SB	JB	SA	UA	HK
3.) Unter der Unterlippe	UA		JB	DF	
	KF		UN	ZF	
4.) Thymuspunkt	UA		UL	MF	

→ Verwenden Sie beim Klopfen zunächst die NAEM-Punkte. Wenn sich keine Wirkung zeigt, verwenden Sie die ausgewählten EFT-Punkte. Erst wenn Sie auch danach keine Verbesserung spüren, klopfen Sie die ausführliche EFT-Sequenz.

→ Falls der Skalenwert für Ihre Ungeduld nach wiederholtem Klopfen nicht unter 3–5 Punkte sinkt, korrigieren Sie die intervenierende Umkehrung mit folgendem Satz:

»Ich liebe und akzeptiere mich, auch wenn ich noch ein wenig ungeduldig, ein wenig frustriert bin.«

→ Wiederholen Sie die Klopfsequenz. Wenn der Skalenwert bei 1–3 Punkten liegt, fahren Sie mit der 9-Gamut-Folge fort:

Bitte klopfen Sie permanent den Serienpunkt:
- Augen geschlossen halten
- Augen offen halten
- Augen nach scharf links unten richten
- Augen nach scharf rechts unten richten
- Augen in die eine Richtung kreisen lassen
- Augen in die andere Richtung kreisen lassen
- Summen, zählen, summen
- Augen langsam von unten nach oben rollen, oben einatmen, Augen schließen, nach unten rollen

---

Bitte beachten Sie: Es ist ganz natürlich, dass Sie Phasen haben werden, in denen Ihnen all das nicht schnell genug geht und Sie am liebsten aufgeben würden. Ich möchte Sie ermutigen, genau dann weiterzuklopfen, eventuell mit den Umkehrungen zum Thema Wunschgewicht.

Anleitung für die Balance zum Thema:
Gesunde Nahrungsmittel

Falls einer der folgenden Sätze für Sie wichtig ist, sollten Sie diese Balance durchführen.

- Ich möchte mehr … essen.
- Eigentlich weiß ich, dass … gut für mich ist.
- In meiner Ernährung fehlt eindeutig …
- Ich wäre gerne motivierter, mich gesund zu ernähren.

Führen Sie die Standardsequenz aus wie auf S. 169 beschrieben.

→ Wie groß ist Ihr Verlangen … zu essen? Skala: 0–10.
→ Wie groß ist Ihre Motivation, sich gesund zu ernähren? Skala: 0–10.
→ Verwenden Sie zur Korrektur der spezifischen Umkehrung (S. 171, Nr. 6.) folgende Sätze:
  - »Ich liebe und akzeptiere mich, obwohl ich nicht mehr … essen möchte.«
  - »Ich liebe und akzeptiere mich, obwohl ich niemals … essen werde.«
  - »Ich liebe und akzeptiere mich, obwohl es nicht zu mir passt, wenn ich … esse.«
  - »Ich liebe und akzeptiere mich, auch wenn ich überhaupt nicht motiviert bin, mich gesund zu ernähren.«
→ Verwenden Sie beim Klopfen zunächst die NAEM-Punkte. Erst wenn sich keine Wirkung zeigt, verwenden Sie die EFT-Punkte.

NAEM	EFT
Bitte klopfen Sie folgende Punkte:	Bitte klopfen Sie folgende Punkte:
1.) Drittes Auge 2.) Unter der Nase 3.) Unter der Unterlippe 4.) Thymuspunkt	AB UL ZF SA SB MF JB UA KF UN DP HK

→ Falls der Skalenwert Ihrer Motivation für eine gesunde Ernährung nicht über 4–5 Punkte hinausgelangt, korrigieren Sie die intervenierende Umkehrung mit folgenden Sätzen:

 – »Ich liebe und akzeptiere mich, auch wenn mein Verlangen nach … noch nicht sehr stark ist.«

 – »Ich liebe und akzeptiere mich, auch wenn ich noch nicht vollständig motiviert bin, mich gesund zu ernähren.«

→ Wiederholen Sie die Klopfsequenz. Wenn der Skalenwert weiter gestiegen ist, fahren Sie mit der 9-Gamut-Folge fort:

Bitte klopfen Sie permanent den Serienpunkt:
 – Augen geschlossen halten
 – Augen offen halten
 – Augen nach scharf links unten richten
 – Augen nach scharf rechts unten richten
 – Augen in die eine Richtung kreisen lassen
 – Augen in die andere Richtung kreisen lassen
 – Summen, zählen, summen
 – Augen langsam von unten nach oben rollen, oben einatmen, Augen schließen, nach unten rollen

---

Zur Verankerung: Klopfen Sie den Serienpunkt und stellen Sie sich deutlich vor, wie gesund … für Sie ist und wie gut es für Ihre Ernährung sein wird. Lassen Sie sich wirklich Zeit und wiederholen Sie diese Vorstellung, bis Sie sie ganz verinnerlicht haben.

Anleitung für die Balance zum Thema: Festsitzende Überzeugungen

Falls einer der folgenden Sätze auf Sie zutrifft, sollten Sie diese Balance durchführen.

- Ich werde niemals schlank werden.
- Ich werde nach all den Diäten auf keinen Fall eine weitere Zeit des Abnehmens durchhalten.
- Ich bin zu dick, um mich zu bewegen.
- Wenn ich abnehmen will, werde ich nur hungern.
- Gesunde Ernährung schmeckt mir einfach nicht.
- Ich habe keine Zeit, immer aufwendig zu kochen.
- Ich werde niemals aufhören, zu viel zu essen.
- Ich habe nicht genug Willenskraft, um abzunehmen.

Führen Sie die Standardsequenz aus, wie auf S. 169 beschrieben.

→ Wie viel Stress verursacht diese festsitzende Überzeugung bei Ihnen? Skala: 0–10.
→ Verwenden Sie zur Korrektur der spezifischen Umkehrung (S. 171, Nr. 6.) folgenden Satz: »Ich liebe und akzeptiere mich, auch wenn ich fest

davon überzeugt bin, dass ich …« (Setzen Sie hier den zutreffenden Satz von oben ein.)

→ Diesen Stress bearbeiten Sie durch das Klopfen der NAEM-Punkte. Erst wenn sich keine Wirkung zeigt, verwenden Sie die EFT-Punkte.

NAEM	EFT		
Bitte klopfen Sie folgende Punkte:	Bitte klopfen Sie folgende Punkte:		
1.) Drittes Auge	AB	UL	ZF
2.) Unter der Nase	SA	SB	MF
3.) Unter der Unterlippe	JB	UA	KF
4.) Thymuspunkt	UN	DP	HK

→ Falls Ihr Stresspegel nach wiederholtem Klopfen nicht unter 3–5 Punkte sinkt, korrigieren Sie die intervenierende Umkehrung mit folgenden Sätzen:

– »Ich liebe und akzeptiere mich, auch wenn ich noch ein wenig davon überzeugt bin, dass …« (Setzen Sie hier wiederum den zutreffenden Satz von oben ein.)

– »Ich liebe und akzeptiere mich, auch wenn ich noch einen Reststress auf meine festsitzenden Überzeugungen habe.«

→ Wiederholen Sie die Klopfsequenz. Wenn der Skalenwert bei 1–3 Punkten liegt, fahren Sie mit der 9-Gamut-Folge fort:

Bitte klopfen Sie permanent den Serienpunkt:
– Augen geschlossen halten
– Augen offen halten
– Augen nach scharf links unten richten
– Augen nach scharf rechts unten richten

- Augen in die eine Richtung kreisen lassen
- Augen in die andere Richtung kreisen lassen
- Summen, zählen, summen
- Augen langsam von unten nach oben rollen, oben
  einatmen, Augen schließen, nach unten rollen

Anleitung für die Balance zum Thema: Versuchungen

Falls einer der folgenden Sätze auf Sie zutrifft, sollten Sie diese Balance durchführen.

- Immer wenn ich … sehe, werde ich schwach.
- Wenn ich essen gehe, dann möchte ich aber auch alles aufessen.
- Wenn ich einen schweren Tag hatte, habe ich mir eine Belohnung redlich verdient.
- Fernsehen ohne … ist nur halb so gemütlich.
- Wenn ich Besuch habe, muss es etwas ganz Besonderes zu essen geben.
- Zum Feiern gehört auch immer ein Gläschen Sekt.
- Ohne … fehlt mir etwas.

Führen Sie die Standardsequenz aus wie auf S. 169.
→ Wie groß ist diese Versuchung? Skala: 0–10.
→ Verwenden Sie zur Korrektur der spezifischen Umkehrung (S. 171, Nr. 6.) folgenden Satz:
»Ich liebe und akzeptiere mich, auch wenn ich jetzt gerade in Versuchung gerate, … zu essen.«

→ Verwenden Sie beim Klopfen zunächst die NAEM-Punkte. Erst wenn sich keine Wirkung zeigt, verwenden Sie die EFT-Punkte.

NAEM	**EFT**		
Bitte klopfen Sie folgende Punkte:	Bitte klopfen Sie folgende Punkte:		
1.) Drittes Auge	AB	UL	ZF
2.) Unter der Nase	SA	SB	MF
3.) Unter der Unterlippe	JB	UA	KF
4.) Thymuspunkt	UN	DP	HK

→ Falls der Skalenwert für Ihre Versuchung nach wiederholtem Klopfen nicht unter 3–5 Punkte sinkt, korrigieren Sie die intervenierende Umkehrung mit folgendem Satz:

»Ich liebe und akzeptiere mich, auch wenn ich noch ein wenig in Versuchung bin.«

→ Wiederholen Sie die Klopfsequenz. Wenn der Skalenwert bei 1–3 Punkten liegt, fahren Sie mit der 9-Gamut-Folge fort:

Bitte klopfen Sie permanent den Serienpunkt:
- Augen geschlossen halten
- Augen offen halten
- Augen nach scharf links unten richten
- Augen nach scharf rechts unten richten
- Augen in die eine Richtung kreisen lassen
- Augen in die andere Richtung kreisen lassen
- Summen, zählen, summen
- Augen langsam von unten nach oben rollen, oben einatmen, Augen schließen, nach unten rollen

Zur Verankerung: Klopfen Sie den Serienpunkt und stellen sich dabei vor, der Versuchung erfolgreich zu widerstehen. Lassen Sie sich Zeit und malen sich aus, wie Sie mit Leichtigkeit die Situation meistern. Sie können sich auf diese Weise auf Situationen vorbereiten, von denen Sie ahnen oder sogar wissen, dass diese Sie in Versuchung bringen könnten.

Anleitung für die Balance zum Thema: Alles aufessen müssen

Falls einer der folgenden Sätze auf Sie zutrifft, sollten Sie diese Balance durchführen.

- Ich musste schon als Kind immer meinen Teller leer essen.
- Ich wurde als Kind zu einer Kur verschickt, und die anderen Kinder durften erst aufstehen, wenn mein Teller leer war.
- Die Nachkriegszeit hat mich stark geprägt, weil ich nie wusste, wann es wieder etwas zu essen gibt.
- Ich kann es nicht ertragen, wenn Nahrungsmittel weggeworfen werden.
  Lieber esse ich sie auf.
- Wenn etwas zu essen in meiner Nähe ist, muss ich es aufessen – egal, was es ist.
- Ich habe so viele Diäten gemacht, dass mein Körper immer Angst davor hat, nicht genug zu bekommen, und ich immer weiteresse.

Führen Sie die Standardsequenz aus, wie auf S. 169 beschrieben.

→ Wie schwer fällt es Ihnen, etwas zu essen stehen zu lassen? Skala: 0–10.

→ Verwenden Sie zur Korrektur der spezifischen Umkehrung (S. 171, Nr. 6.) folgende Sätze:

  – »Ich liebe und akzeptiere mich, auch wenn ich immer meinen Teller leer essen muss.«

  – »Ich liebe und akzeptiere mich, auch wenn ich kein Essen stehen lassen kann.«

  – »Ich liebe und akzeptiere mich, auch wenn ich alles esse, was mir in die Finger kommt.«

  – »Ich liebe und akzeptiere mich, auch wenn ich immer Angst habe, nicht genug zu essen zu bekommen.«

→ Diesen Stress bearbeiten Sie durch das Klopfen der NAEM-Punkte. Erst wenn sich keine Wirkung zeigt, verwenden Sie die EFT-Punkte.

NAEM	EFT		
Bitte klopfen Sie folgende Punkte:	Bitte klopfen Sie folgende Punkte:		
1.) Drittes Auge	AB	UL	ZF
2.) Unter der Nase	SA	SB	MF
3.) Unter der Unterlippe	JB	UA	KF
4.) Thymuspunkt	UN	DP	HK

→ Falls Ihr Stresspegel nach wiederholtem Klopfen nicht unter 3–5 Punkte sinkt, korrigieren Sie die intervenierende Umkehrung mit folgendem Satz:

»Ich liebe und akzeptiere mich, auch wenn ich den Stress nicht völlig los sein möchte.«

→ Wiederholen Sie die Klopfsequenz. Wenn der Skalenwert bei 1–3 Punkten liegt, fahren Sie mit der 9-Gamut-Folge fort:

Bitte klopfen Sie permanent den Serienpunkt:
- Augen geschlossen halten
- Augen offen halten
- Augen nach scharf links unten richten
- Augen nach scharf rechts unten richten
- Augen in die eine Richtung kreisen lassen
- Augen in die andere Richtung kreisen lassen
- Summen, zählen, summen
- Augen langsam von unten nach oben rollen, oben einatmen, Augen schließen, nach unten rollen

Diesen Drang, immer alles aufzuessen, müssen Sie wahrscheinlich jedes Mal wieder klopfen, wenn er auftritt. Mit der Zeit wird er aber vollständig verschwinden.

Anleitung für die Balance zum Thema: Motivation

Falls einer der folgenden Sätze auf Sie zutrifft, sollten Sie diese Balance durchführen.

- Am Anfang einer neuen Diät oder einer Ernährungsumstellung bin ich noch sehr motiviert, aber dann kommt der »innere Schweinehund« doch.
- Ich habe immer genau auf die Nahrungsmittel Appetit, auf die ich gerade verzichten wollte.
- Ich kann mir gar nicht vorstellen, auf Dauer meine Ernährung umzustellen.

- Ich weiß jetzt, dass Klopfen mir hilft, aber ob ich es immer anwende, wenn ich es bräuchte?

Führen Sie die Standardsequenz aus, wie auf S. 169 beschrieben.

→ Wie groß ist Ihre Motivation im Moment, die Ernährungsumstellung durchzuhalten? Skala: 0–10.

→ Verwenden Sie zur Korrektur der spezifischen Umkehrung (S. 171, Nr. 6.) folgende Sätze:
  - »Ich liebe und akzeptiere mich, auch wenn ich gerade überhaupt nicht motiviert bin, meine Ernährungsumstellung durchzuhalten.«
  - »Ich liebe und akzeptiere mich, auch wenn ich mir gar nicht vorstellen kann durchzuhalten.«
  - »Ich liebe und akzeptiere mich, auch wenn ich immer auf die Lebensmittel Appetit habe, die ich eigentlich gerade nicht mehr essen möchte.«
  - »Ich liebe und akzeptiere mich, auch wenn ich das Klopfen nicht anwende, obwohl es mir hilft.«

→ Verwenden Sie beim Klopfen zunächst die NAEM-Punkte. Erst wenn sich keine Wirkung zeigt, verwenden Sie die EFT-Punkte. Stellen Sie sich als Klopfthema vor, wie Ihre Motivation immer weiter steigt.

NAEM	EFT		
Bitte klopfen Sie folgende Punkte:	Bitte klopfen Sie folgende Punkte:		
1.) Drittes Auge	AB	UL	ZF
2.) Unter der Nase	SA	SB	MF
3.) Unter der Unterlippe	JB	UA	KF
4.) Thymuspunkt	UN	DP	HK

→ Falls der Wert für Ihre Motivation nach wiederholtem

Klopfen nicht über 4–5 Punkte hinausgelangt, korrigieren Sie die intervenierende Umkehrung mit folgendem Satz:

»Ich liebe und akzeptiere mich, auch wenn ich noch nicht völlig motiviert bin.«

→ Wiederholen Sie die Klopfsequenz. Wenn der Skalenwert weiter gestiegen ist, fahren Sie mit der 9-Gamut-Folge fort:

Bitte klopfen Sie permanent den Serienpunkt:
- Augen geschlossen halten
- Augen offen halten
- Augen nach scharf links unten richten
- Augen nach scharf rechts unten richten
- Augen in die eine Richtung kreisen lassen
- Augen in die andere Richtung kreisen lassen
- Summen, zählen, summen
- Augen langsam von unten nach oben rollen, oben einatmen, Augen schließen, nach unten rollen

11. Nahrung für Ihren Energiekörper
Eine Anleitung zu *EmoTrance*

Wenn Ihnen meine Ausführungen zu *EmoTrance* im zweiten Kapitel gefallen haben, nehmen Sie sich doch einfach regelmäßig Zeit, Ihren Energiekörper mit energetischer Nahrung zu versorgen, damit Sie nicht immer wieder versuchen, Ihr Bedürfnis nach Energie mit physischer Nahrung zu befriedigen. Das funktioniert nämlich nicht! (Falls Sie mehr über Silvia Hartmann und ihren Ansatz erfahren möchten, empfehle ich Ihnen ihr Buch: *EmoTrance*, Kirchzarten: VAK, 2. Aufl. 2004.)

Arbeit mit Ihren individuellen Stressthemen

Genauso wirkungsvoll, wie Sie Ihre Stressthemen mit Klopfakupressur bearbeiten können, können Sie auch *EmoTrance* anwenden. Manche Menschen klopfen lieber, andere bevorzugen *EmoTrance*. Probieren Sie beides aus, und spüren Sie nach, was Ihnen leichter fällt. (Fortgeschrittene ergänzen sogar beide Methoden, aber das verwirrt am Anfang eher.)

Die Arbeit mit den Stressthemen geht folgendermaßen:

Nehmen Sie sich Zeit und sorgen Sie dafür, dass Sie nicht gestört werden können, also: Radio ausschalten, Telefon leise stellen, Kinder beschäftigen usw.

Setzen oder legen Sie sich hin, wie es für Sie am bequemsten ist.

Beginnen Sie mit einer Reise durch Ihren Körper. Wo fühlt er sich warm oder kalt an? Wo spüren Sie Druck oder Schmerz, Wohlgefühl und Entspannung? Gibt es Stellen im Körper, die Ihre Aufmerksamkeit suchen?

Wie fühlt Ihr Atem sich an, kann er gleichmäßig strömen oder gibt es enge Stellen auf seinem Weg durch den Körper? Atmen Sie tief in Ihren Bauch oder mehr in die Schultern? Lassen Sie mit der Zeit Ihren Atem ruhiger und tiefer werden.

Denken Sie jetzt an das Thema, das Ihnen Unbehagen oder Stress bereitet. Nehmen Sie sich Zeit, bis Sie dieses Thema wirklich in Ihrem Körper spüren können.

Wo im Körper sitzt es? Wie fühlt es sich an? Welche Empfindung haben Sie dabei?

Wenn Sie ein Thema in Ihrem Körper spüren können, ist dies ein Zeichen dafür, dass der Energiefluss im Körper blockiert ist, die Energie also nicht auf ihrem natürlichen Weg hinein-, durch uns durch und wieder hinausfließen kann. An dieser Stelle, die Sie spüren können, ist es zu einem Stau gekommen, der Weiterfluss ist blockiert.

Legen Sie Ihre physischen Hände oder Ihre mentalen »Energiehände« auf diese Stelle und stellen Sie sich lebhaft vor, wie diese gestaute oder blockierte Energie sich aufweicht und verflüssigt. Sie wird weicher und weicher und kann dadurch auf ihrem natürlichen Weg weiterfließen.

Wohin möchte diese weicher werdende Energie fließen, was ist ihr natürlicher Weg? Möchte Sie nach oben oder unten, nach links oder rechts, nach vorn oder hinten abfließen? Lassen Sie sie fließen und spüren Sie, wie sie ihrem natürlichen Weg folgt.

Wenn es auf diesem Weg nicht weitergeht, Sie bildlich gesprochen an eine Mauer stoßen, dann stellen Sie sich vor, wie Sie in diese Mauer, die den Fluss stoppt, ein kleines Loch bohren und die Energie langsam weiterfließen kann. Vergrößern Sie das Loch so lange, bis der Energiestrom frei fließen kann.

Bahnen Sie sich auf diese Weise den Weg zu dem natürlichen Austrittspunkt der Energie. Wo möchte sie den Körper verlassen? Was ist der natürliche Weg aus dem Körper heraus?

Lassen Sie sich Zeit, bis alle Energie den Körper verlassen hat. Denken Sie erneut an Ihr Thema. Spüren Sie es wieder im Körper? An derselben Stelle oder an einer anderen? Gehen Sie wie oben vor, lassen Sie die Energie weich werden, weiterfließen und aus dem Körper herausfließen.

Durch mehrere Durchgänge hintereinander »spülen« Sie Ihre Energiepfade durch, sodass die Energie immer leichter und schneller fließen kann.

Nahrung für den Energiekörper

Wenn Sie das Gefühl haben, Sie sind energetisch unterversorgt, nehmen Sie sich die Zeit, zu lernen, Ihre energetische Nahrung aus Ihrer Umgebung zu bekommen. Dafür habe ich Ihnen vier Wege aufgelistet; es gibt aber noch viel mehr, was Sie tun können, zum Beispiel Energie aufzunehmen über Kunst und Musik, Literatur oder Filme usw. Alles, was uns in unserem Leben begegnet, kann energetische Nahrung sein. Probieren Sie es aus.

1 Was wäre das Schlimmste, was jemand zu Ihnen sagen könnte? Was ist das Schlimmste, was Sie über sich denken?

2 Was wäre das Schönste, was jemand zu Ihnen sagen könnte? Wofür lieben Sie sich am meisten? (Manchmal ist es sehr schrecklich, das Schönste gesagt zu bekommen.)

3 Wenn Sie einen Menschen treffen, nehmen Sie etwas von der Energie dieses Menschen auf!

4 Genauso können Sie aus Ihrer belebten oder unbelebten Umgebung Energie aufnehmen.

Hierbei gehen Sie wie folgt vor:

Nehmen Sie sich Zeit und sorgen Sie dafür, dass Sie nicht gestört werden können, also: Radio ausschalten, Telefon leise stellen, Kinder beschäftigen usw. Suchen Sie sich auch im Freien einen Ort aus, an dem Sie sich wohlfühlen.

Stellen, setzen oder legen Sie sich hin, wie es für Sie am bequemsten ist.

Beginnen Sie mit einer Reise durch Ihren Körper. Wo fühlt er sich warm oder kalt an?

Wo spüren Sie Druck oder Schmerz, Wohlgefühl und Entspannung?

Gibt es Stellen im Körper, die Ihre Aufmerksamkeit suchen?

Wie fühlt Ihr Atem sich an, kann er gleichmäßig strömen oder gibt es enge Stellen auf seinem Weg durch den Körper? Atmen Sie tief in Ihren Bauch oder mehr in die Schultern? Lassen Sie mit der Zeit Ihren Atem ruhiger und tiefer werden.

Zu Punkt 1

Was wäre das Schlimmste, was jemand zu Ihnen sagen könnte? Was finden Sie an sich völlig unannehmbar? Welcher Satz würde Sie am meisten treffen? Lassen Sie es sich sagen oder sagen Sie es sich selbst. Oder schreiben Sie es auf einen Zettel und lesen Sie es sich vor.

Wo im Körper spüren Sie diesen Satz? Wo will die blockierte Energie hin, was wäre ihr natürlicher Weg? Wo will sie den Körper wieder verlassen?

Lassen Sie die Energie weich werden, abfließen und Ihren Körper verlassen (wie oben in der *EmoTrance*-Sitzung beschrieben).

Wiederholen Sie diesen Vorgang so lange, bis dieser Satz Ihnen nichts mehr ausmacht!

Zu Punkt 2

Was wäre das Schönste, was jemand zu Ihnen sagen könnte? Wofür lieben Sie sich am meisten? Lassen Sie es sich sagen oder sagen Sie es sich selbst.
Oder schreiben Sie es auf einen Zettel und lesen Sie es sich vor.

Wo im Körper spüren Sie diesen Satz? Fließt diese Energie weich und warm durch Ihren Körper? Gibt es eine Stelle, an der sie »hängen bleibt«, an der auch das Schöne Ihnen einen Schmerz bereitet? Wo will die blockierte Energie hin, was wäre ihr natürlicher Weg? Wo will sie den Körper wieder verlassen?

Lassen Sie ebenso wieder die Energie weich werden, abfließen und Ihren Körper verlassen.

Wiederholen Sie den Vorgang, bis Sie sich richtig gut fühlen!

Zu Punkt 3

Sehen Sie sich diesen Menschen, den Sie gerade treffen, genau an. Wenn Sie das in der Öffentlichkeit tun, an der Busstation oder im Café, natürlich nicht so auffällig.

Wo im Körper spüren Sie diesen Menschen? Fließt diese Energie weich und warm durch Ihren Körper? Gibt es eine Stelle, an der sie »hängen bleibt«? Wo will die blockierte Energie hin, was wäre ihr natürlicher Weg? Wo will sie den Körper wieder verlassen?

Lassen Sie ebenso wieder die Energie weich werden, abfließen und Ihren Körper verlassen.

Wiederholen Sie den Vorgang, bis Sie sich richtig gut fühlen!

Zu Punkt 4

Alles um uns herum, alles was wir sehen und anfassen können, hat eine energetische Wirkung auf uns. Wenn Sie sich über das freundliche Wedeln eines Hundes freuen, einen Baum oder eine Blume sehen, bei dem oder der Ihnen der Atem stockt, wenn Sie eine Landschaft oder ein Bild sehen, das Sie berührt – all das sind Momente, um die Energie Ihrer Umgebung als Nahrung zu nutzen.

Fragen Sie sich wieder, wo im Körper Sie diese Energie spüren. Fließt diese Energie weich und warm durch Ihren Körper? Gibt es eine Stelle, an der sie »hängen bleibt«? Wo will die blockierte Energie hin, was wäre ihr natürlicher Weg? Wo will sie den Körper wieder verlassen?

Lassen Sie ebenso wieder die Energie weich werden, abfließen und Ihren Körper verlassen.

Wiederholen Sie den Vorgang, bis Sie sich richtig gut fühlen!

Wenn Sie das Problem haben, dass Sie nichts fühlen, weder bei den Sätzen, noch bei den Menschen oder Ihrer Umgebung, dann haben Sie einen Schutzschild um sich herum aufgebaut. Stellen Sie sich das als einen altertümlichen Schild vor, wie ihn die Gladiatoren in ihren Kämpfen hatten. Dieser Schutzschild verhindert, dass Energie von außen zu Ihnen hereindringt, er will Sie vor Schmerzen bewahren. Aber er verhindert auch, dass die jeweilige Energie Sie nähren kann.

Manche Menschen haben nur bei bestimmten Themen, bei bestimmten Energien einen Schild, andere sind gegen jedes Thema und gegen jede Energie abgeschirmt.

Die hereinkommende Energie macht Ihrem Energiesystem Angst. Deshalb probieren Sie vorsichtig, in diesen Schutzschild ein kleines Loch zu bohren, bis Sie merken, dass eine kleine Menge dieser Energie in ihren Körper hineinkommt. Mit dieser kleinen Energie arbeiten Sie genauso weiter, wie Sie es sonst auch machen würden, also: Wo im Körper spüren Sie diese Energie, wo will sie hin- und wieder hinausfließen? Wenn Sie schmerzende Stellen spüren, treffen Sie auf alte Energiewunden. Stellen Sie sich diese vor, und konzentrieren Sie sich darauf, diese Stellen zu heilen. Für die Energie gibt es keine Zeit und keinen Raum, die Heilung kann sehr schnell und einfach erfolgen. Wenn Sie spüren, dass der Schmerz sich auflöst, lassen Sie durch Ihren Schutzschild ein klein wenig mehr Energie durch und arbeiten genauso weiter, bis Sie keine Schmerzen mehr spüren. Erst dann vergrößern Sie das Loch in Ihrem Schutzschild, sodass immer mehr Energie fließen kann. Wenn Sie sicher sind, dass Sie keine Schmerzen mehr haben, nehmen Sie den Schutzschild weg. Das geht so einfach, wie es sich anhört.

EmoTrance ist eine einfache, aber sehr effektive Methode, uns energetisch mit Nahrung zu versorgen. Zu Beginn brauchen wir etwas Zeit, die Energie fließen zu lassen, wenn aber unsere Kanäle offener werden und wir weniger wunde Stellen in unserem Energiekörper haben, geht es mit der Zeit immer leichter und schneller. Wir erleben viele Situationen im Alltag, in denen wir die Energie fließen lassen können. Wir können uns bewusst zu Hause hinsetzen und die Energie spüren, aber auch in unserem normalen Alltag können wir einen kleinen Moment innehalten und die Gegenwart in uns aufnehmen. Es gibt so kostbare Momente in unserem Leben, die uns nähren können. Auf diese Weise brauchen wir nicht mehr zur falschen »Nahrung« zu greifen.

Ende ... oder Anfang?

Stufen
Wie jede Blüte welkt und jede Jugend
Dem Alter weicht, blüht jede Lebensstufe,
Blüht jede Weisheit auch und jede Tugend
Zu ihrer Zeit und darf nicht ewig dauern.
Es muss das Herz bei jedem Lebensrufe
Bereit zum Abschied sein und Neubeginne,
Um sich in Tapferkeit und ohne Trauern
In andre, neue Bindungen zu geben.
Und jedem Anfang wohnt ein Zauber inne,
Der uns beschützt und der uns hilft zu leben.

Wir sollen heiter Raum um Raum durchschreiten,
An keinem wie an einer Heimat hängen,
Der Weltgeist will nicht fesseln uns und engen,
Er will uns Stuf' um Stufe heben, weiten.

Kaum sind wir heimisch einem Lebenskreise
Und traulich eingewohnt, so droht Erschlaffen,
Nur wer bereit zum Aufbruch ist und Reise,
Mag lähmender Gewöhnung sich entraffen.
Es wird vielleicht auch noch die Todesstunde
Uns neuen Räumen jung entgegensenden,
Des Lebens Ruf an uns wird niemals enden ...
Wohlan denn, Herz, nimm Abschied und gesunde!

Hermann Hesse

In diesem Buch werden viele Themen rund um das Abnehmen vorgestellt. Vielleicht ist das eine oder andere Thema dabei, das Sie betrifft und anspricht. Wenn Sie sich wiedergefunden haben, bekommen Sie mit den Anleitungen zur Klopfakupressur ein Instrument an die Hand, mit dem Sie sich selbst helfen, Stress abbauen und Ihr Energiesystem balancieren können.

Sie haben gesehen, dass es beim Abnehmen nicht damit getan ist, eine Zeit lang weniger Kalorien zu sich zu nehmen. Essen bedeutet oft mehr für uns als reine Nahrungsaufnahme, es hat eine bestimmte Funktion. Diese Funktion müssen im Laufe des Abnehmens andere Methoden als das Essen übernehmen. Das geht nicht von heute auf morgen. Wenn Sie in erster Linie über Willenskraft abnehmen, wird diese irgendwann erlahmen, und Sie fallen in Ihr altes Muster zurück. Es gilt also nicht nur, Ihre Ernährung umzustellen, damit Sie abnehmen können, sondern auch ein Stück weit, Ihr Verhalten zu ändern, damit Sie nicht während des Abnehmens leiden, sondern die neuen Methoden in Ihr Leben integrieren können.

Weil Sie auf Ihre Lebensthemen stoßen, ist das Abnehmen immer auch eine Auseinandersetzung mit dem Leben, eine Beschäftigung mit Ihnen selbst. Dabei können schmerzliche Erinnerungen hochkommen, Gefühle, die Sie lieber nicht fühlen möchten, oder auch Eigenschaften, die Sie selbst an sich nicht leiden können. *Das geht uns allen so.* Wichtig ist, *wie* wir mit dem umgehen, was wir erleben. Das Essen hat uns bisher dabei geholfen, unser Leben zu bewältigen, jetzt müssen (dürfen!) wir neue Wege gehen.

Das kann sehr anstrengend sein und uns Angst

machen, aber es ist auch ein Weg, auf dem wir viele Überraschungen und viele spannende Momente erleben.

Die Methoden der Energiearbeit können Ihnen helfen, diesen Weg leichter zu gehen.

Ich möchte Sie einladen zu experimentieren, zu probieren und herauszufinden, was Ihnen persönlich gefällt und guttut.

Jede lange Reise beginnt mit dem ersten Schritt.

Lassen Sie sich überraschen, wohin diese Reise Sie führen wird!

Literatur

Fred P. Gallo: Energetische Psychologie. © VAK Verlag. Kirchzarten 2000

Fred P. Gallo: Handbuch der Energetischen Psychotherapie. © VAK Verlag. Kirchzarten 2002

Silvia Hartmann: EmoTrance. © VAK Verlag. Kirchzarten 2. Aufl. 2004

Hermann Hesse: Jedem Anfang wohnt ein Zauber inne: Stufen des Lebens – ein Lesebuch, zusammengestellt von Volker Michels. © Insel Verlag. Frankfurt am Main 1996

Uwe Karstädt: Die 7 Revolutionen der Medizin. © Titan-Verlag. München 2004

Peter Königs: Kokosfett – ideal für Genuss, Gesundheit und Gewicht. © VAK Verlag. Kirchzarten 2003

Henning Müller-Burzler: Auf den Spuren der Methusalem-Ernährung. © Windpferd Verlag. Aitrang 2004

Galina Schatalova: Wir fressen uns zu Tode. © Goldmann Verlag. München 2002

Lalitha Thomas: Nimm 10! Alles, was Sie brauchen – in zehn Nahrungsmitteln. © VAK Verlag. Kirchzarten 2000

Helmut Wandmaker: Rohkost statt Feuerkost. © Goldmann Verlag. München 1996

William L. Wolcott/Trish Fahey: Essen, was mein Körper braucht. © VAK Verlag. Kirchzarten 2. Aufl. 2002

David Wolfe: Die Sonnen-Diät. © Goldmann Verlag. München 2001

Weltbild Buchverlag
Genehmigte Lizenzausgabe 2008 für Verlagsgruppe Weltbild GmbH,
Steinerne Furt, 86167 Augsburg
Copyright © by VAK Verlags GmbH, Kirchzarten
bei Freiburg 2006
Alle Rechte vorbehalten

Projektleitung: Gerald Fiebig
Fotos: Ilona Kröger
Umschlag: bürosüd°, München
Umschlagabbildung: Getty Images/PhotoAlto/Rafal Strzechowski
Satz: Florian Zeller
Gesetzt aus der Palatino 10,7/13,5 pt
Druck und Bindung: CPI Moravia Books s.r.o., Pohorelice

Gedruckt auf chlorfrei gebleichtem Papier

Printed in the EU

ISBN 978-3-89897-939-9

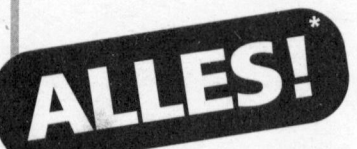
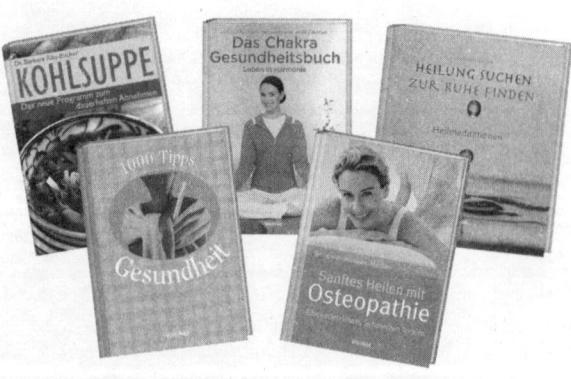